简 易 疗 法 治 百 病 丛 书

中国医药科技出版社

内容提要

本书分为基础篇和临床篇，基础篇介绍了内服膏方的常识，包括膏方制作方法、注意事项等；临床篇详细介绍内服膏方在内、外、妇、儿等各科常见疾病方面的应用。全书资料丰富，简单易学，可操作性强，适合临床医生及中医爱好者阅读参考。

图书在版编目（CIP）数据

极简膏方治百病 / 胡鑫才主编 .—北京 : 中国医药科技出版社 ,2018.6

（简易疗法治百病丛书）

ISBN 978-7-5214-0228-5

Ⅰ.①极…　Ⅱ.①胡…　Ⅲ.①膏剂—方书—中国　Ⅳ.① R289.6

中国版本图书馆 CIP 数据核字 (2018) 第 089563 号

美术编辑　陈君杞

版式设计　张　璐

出版　中国医药科技出版社

地址　北京市海淀区文慧园北路甲 22 号

邮编　100082

电话　发行：010-62227427　邮购：010-62236938

网址　www. cmstp. com

规格　710×1000mm　1/16

印张　13 1/4

字数　202 千字

版次　2018 年 6 月第 1 版

印次　2020 年 3 月第 2 次印刷

印刷　北京九天鸿程印刷有限责任公司

经销　全国各地新华书店

书号　ISBN 978-7-5214-0228-5

定价　36.00 元

编委会

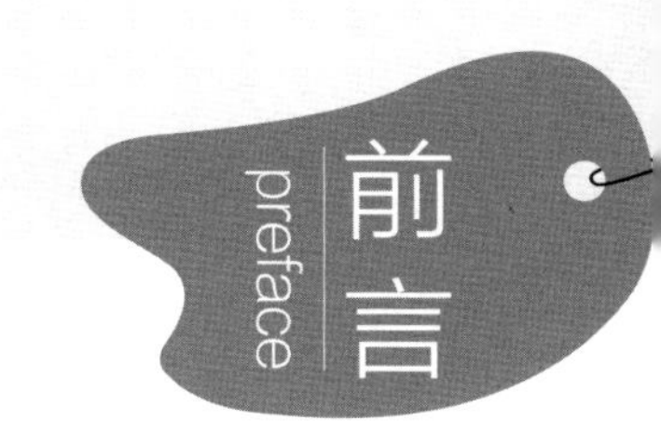

膏方，又叫膏剂，以其剂型为名，属于中医学里丸、散、膏、丹、酒、露、汤、锭 8 种剂型之一。本书所讲述的膏方仅限于内服膏方。一般认为，膏方主要用于强身健体、延年益寿。但是，近十多年来，膏方在疾病治疗方面的应用发展极为迅速。可以说膏方不但能养生，更能治病。近几年来，随着我国社会经济的发展和人民生活水平的提高，以及国家对健康服务业的充分重视，中医药健康服务的潜力得以迅速释放，"膏方热"风靡全国各地。但由于以往将膏方作为专门科目的研究非常少，在各大中医药院校中也基本没有开设膏方课程，造成很多临床中医师对膏方缺乏系统全面的认识，普通大众更是对膏方存在种种疑惑和误解。为此，我们组织多地同道一起编写本书，以期对膏方的科普起到一定的推动作用。

本书分为基础篇和临床篇，基础篇简单介绍膏方的基础知识和膏方制作方法等；临床篇详细介绍膏方在内、外、妇、儿各科常见疾病的应用。为了顺应大众关注自身健康的潮流，方便人们更加容易读懂相关内容，我们在编写此书时作了一些大胆的尝试，在疾病概述和临床表现特征方面的讲述尽量做到通俗化。并按照临床操作的实际情况编排内容，例如将肿瘤单列专章进行编写，并就临床治疗肿瘤的共性问题进行讨论，便于读者能从整体上把握各种肿瘤的膏方治疗策略，有效指导膏方的制订。虽在相关章节有便秘、支气管哮喘、反复感冒等内容，但儿童的生理病理有其特殊性，因此在儿科疾病中也编入了这些常见疾病。

要特别说明的是，本书所涉及的病证并不是全面覆盖，仅仅是纳入了一些常见或是编者较擅长的内容，所列膏方亦仅为示例，而不是死的教条，临床证候也多有兼夹，具体操作时还需灵活变通。作者在编写本书过程中参阅了大量的中外文献，在此对所有的原作者表示感谢！感谢中国医药科技出版社金芬芳老师、江西中医药大学张光荣教授（主任中医师）在编写过程中给予的指导和帮助！

本书适合医学生、中医爱好者及关注自身健康的人群阅读，对中医师也有一定参考价值。本书采取分头编著、交叉核对、文责自负的编写方式，虽编者竭尽心智，精益求精，稿件几经修改，但由于学识所限，时间较紧，书中缺点和不足之处在所难免，我们殷切希望读者提出宝贵意见和建议，以便改正。

编　者

2017 年 11 月

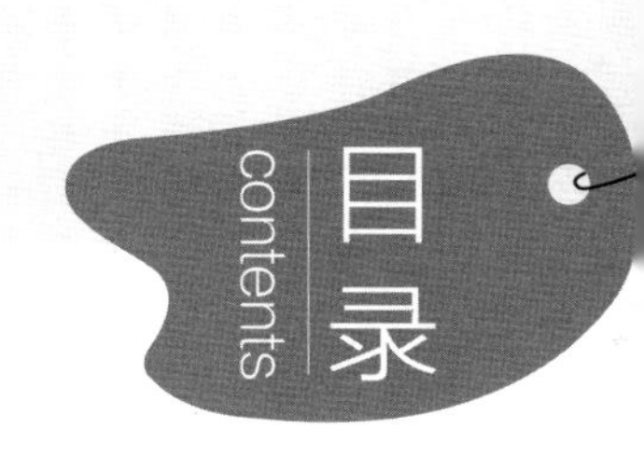

基础篇

临床篇

基础篇

第一节　膏方基础知识

膏方亦称膏剂，是中医药专业人员根据病人的体质状况和临床病证，遵循中医学整体观与辨证论治的思想，选择单味药或多味药合理配伍组方，以中药汤剂为基础，加入特殊辅料，经过严格的特定工艺加工而成的一种稠厚膏状物，是中医学丸、散、膏、丹、酒、露、汤、锭传统常用八种剂型之一。

膏剂分为外用的膏药和内服的膏方，通常所说的膏方主要指内服的膏剂，而内服膏剂多有滋补特性，因此又称为“膏滋”。本书所称膏方即指内服膏剂，外用膏药不在本书讨论范畴之列。

一、膏方的种类

内服膏方分为成方膏滋药和临方膏滋药两类。成方膏滋药，是选用一些疗效确切的膏方方剂，由药厂或医院成批生产加工成膏，作为中成药商品在药店或医院药房销售。这些膏方的组成内容比较简单，制成膏滋药后，提供大家对证选用，如八珍膏、益母草膏等。临方膏滋药，是指医生针对病人临床病情或体质特点，辨证处方，由药店或医院药房定制加工制成膏，每一剂膏方只适合该病人本人在一定时期内服用。因此临方膏滋又称“内服定制膏方”。

依据加工时所用的辅料不同，膏方又分为“素膏”和“荤膏”两种。“素膏”是指加工收膏过程中，仅用糖类或蜂蜜等辅料而不用动物胶类而收制的膏剂，所以又有“糖膏”和“蜜膏”之称；“荤膏”则是指在制作过程中，除中草药之外，还添加了动物源的胶质辅料（如阿胶、龟板胶、鳖甲胶、鹿角胶等）而熬制而成的膏剂。

二、膏方的作用

膏方以补为主，兼以攻邪，通过扶正补虚，辅以祛邪，纠正人体的偏盛偏衰状态，帮助人体恢复自身的阴阳平衡，从而起到养生保健、防治疾病的作用。

（一）扶正补虚

中医理论认为“正气存内，邪不可干”、“邪之所凑，其气必虚”。若人体正气虚弱，则机体的防病抗病能力和对外界环境的适应能力都较低下。因此，正气虚弱时，人体容易受外邪影响而发生疾病。因此，维持人体正气的充足是预防和治疗疾病的重要因素。膏方，多由补益类中药、胶类、黄酒等浓缩收膏而成，多具补气、补血、补阴、补阳等不同的扶正补虚功效。临床上，凡是素体虚弱、气血不足、五脏亏损、或者因外伤、手术、妇女产后以及大病、重病、慢性消耗性疾病等恢复期出现各种虚弱症状，均可以用膏方调养。

（二）防病治病

膏方多具有补益的功效，但膏方不等同于补药，补药是指具有补益的药物，有些膏方以祛邪治病为主，就不属于补药的范畴了。如外邪侵袭或脏腑功能失调，导致湿热、痰浊、瘀血等蕴积体内，引起的咳嗽、头痛、头晕、月经不调等各种病证，也可通过膏剂治疗。可见，膏剂在邪气亢盛、正虚不甚的情况下侧重祛邪，同样可使“邪去正安”，达到祛邪治病的目的。而且，膏方经过特殊的加工工艺并配以特殊的辅料，味道较中药汤剂更易被病人所接受，同时服用方便，更具优势。

（三）养生保健

现代人生活节奏较快，工作、家庭负担均较重，如不注意调理，容易导致体虚或未老先衰，经常性地出现失眠、心悸、头晕目眩、神疲乏力、腰酸腿软、耳鸣、记忆力衰退等症状，严重者甚至积劳成疾。因此，及早注意健康保养，除注意饮食起居、生活调摄外，经常内服膏方亦有助于增强体质，防止早衰。而老年时期，气血衰退，脏腑功能低下，此时若能重视调理，适时服用膏方以益气养血、调和阴阳，必能延缓衰老、延年益寿。

三、膏方的配伍原则

（一）辨证论治

膏方的配伍，不是大量补药的堆砌，而是在中医理论的指导下，遵循辨证论治的原则，在望、闻、问、切等基础上，结合病人的年龄阶段、性别差异、体质偏颇、病情特点等因素定制而成。医生在制订膏方处方时，应根据四诊信息，分析病人发病的病因、病机、病所、病势，以及正邪的强弱等，依据辨证结论，按照君、臣、佐、使的配伍原则选方用药，切不可一味峻补。

（二）量“体”制膏

人体的体质，是疾病发生和发展的重要因素，而体质因先天禀赋、后天调养、年龄、性别、生活境遇等不同而各有差异，故膏方的选择也应因人而异。如小儿为纯阳之体，不能过早服用补品，如果确实需要，多以甘淡之品调养，如四君子、六味地黄等；中年人负担堪重，又多七情劳逸所伤，治疗时多需补泻兼施；老年人脏气衰退，气血运行迟缓，膏方中多佐行气活血之品；妇女以肝为先天，易肝气郁滞，故宜辅以疏肝解郁之药。总而言之，膏方的制定应依据个体体质差异，量“体”制膏。

（三）顾护脾胃

脾胃为后天之本，气血生化之源，膏方多较滋腻，有碍胃之虞，因此，在制订膏方时应注意保护脾胃，常佐以健脾助胃的药物，以消除补药滋腻之性，进而助脾运吸收之功。如枳壳、桔梗，升降相因；麦芽、谷芽，消食化积。此外，服用膏方前，常先服用具有祛除外邪或助脾健胃等功能的开路药，其目的就在于顾护脾胃的运化功能。

第二节　膏方的制作与保存

一、膏方的组成

膏方的组成主要包括中药饮片、细料药、胶类、糖类以及辅料。

（一）中药饮片

中药饮片是膏方的主要组成部分，是医生通过望、闻、问、切四诊合参，辨证分析后，根据病人体质与病情的需要，依据人体气虚、血虚、阴虚、阳虚以及五脏六腑虚损的不同，运用补气、补血、补阴、补阳等不同功效的中药，按照君臣佐使的配伍原则，合理选用中药炮制品，有针对性地给出处方中的药物部分。黄芪、党参、茯苓、白术适用于神疲倦怠、乏力懒言、动则气喘、饮食无味、脉弱无力的气虚病人，熟地、当归、白芍适用于面色苍白、头晕少神、失眠健忘、脉细无力的血虚病人。沙参、麦冬、枸杞等适用于补阴，杜仲、蛤蚧、淫羊藿等适用于补阳。由于膏方运用的双重性，既要考虑“疗疾”又要考虑“补虚”，因此膏方的中药药味一般要比汤剂处方药味品种多，而且一料膏滋药的药物剂量要能够满足病人服用1～2个月的时间，配伍时应避免药味不足，使功效难以发挥，或盲目追求处方大而全，使品种过多、药味超量，造成浪费。所以一般膏方以30～40 味中药为宜，总重量约500~2000g，一般在1000~1500g为宜。儿科膏方的药味和重量可酌减。

（二）细料药

细料药是参茸类等贵重药物的统称，又称细贵药材，是膏方处方中补益虚损功效的重要组成部分。细料药的品种来源主要有：

（1）参类，如生晒参、红参、高丽参、西洋参等。

（2）贵重的动物药，如羚羊角粉、鹿茸片、海马、海龙、紫河车粉、蛤蚧粉、珍珠粉、猴枣散等。

（3）贵重的植物药，如西红花、川贝粉、三七粉、铁皮枫斗等。

（4）贵重的菌藻类药，如冬虫夏草、灵芝、灵芝孢子粉等。

（5）其他一些特殊来源的中药如鲜竹沥、青黛等也在制剂时单列处理。

必要时，细料药大都粉碎后在收膏时直接加入，一些需要煎煮的细料药也不能与一般饮片一起入汤共煎，应采用另炖、另煎、烊化、兑入等方式单独煎煮，否则用量较少的细料药煎出的有效成分极易被数量众多的其他药材稀释，影响补益的效果。

（三）胶类

胶类是中药浓缩液成膏的重要成分，阿胶、龟甲胶、鳖甲胶、鹿角胶等胶类中药是膏滋加工中常用的药胶，在膏方配伍中这些胶不仅是补益虚损的重要组成部分，而且有助于膏滋制剂的固定成形。一剂膏方中胶类的配伍量应视具体情况而定，放得太少或是太多都不适宜。胶太少，无法成膏；太多，膏体太硬，难以服用。一般膏方的胶类用量为200～400g，可以一胶单用，也可以视需要按一定比例数胶合用。一些低糖或不加糖的膏方，可适当增加胶的配伍量，总量增至400～600g，以保证中药收膏成形。

在临床应用中，胶类药并非必需品，一些服用膏滋药的病人不适合服用滋补作用较强的胶类中药，在膏方配伍中就可以不用胶类。

而对各种胶在膏方中的配伍和应用，应根据其不同的功效特点，按照病人体质条件，辨证选用。

1. 阿胶

阿胶为马科动物驴的皮经煎煮、浓缩制成的固体胶。性平，味甘，归肺、肝、肾经。具有补血、止血、滋阴润燥之效。主要用于血虚证、出血证等，具有良好的补血、止血效果。对于出血而兼有阴虚、血虚证者，尤为适宜。

阿胶性质滋腻，有碍脾胃消化功能，故脾胃虚弱、食欲不佳、消化不良或呕吐泄泻者均不宜服用。

2. 龟板胶

龟板胶是龟科动物乌龟的甲壳熬制而成的胶块。性寒，味甘、咸，入肺、肝、肾经。具有滋阴潜阳、益肾健骨、固经止血、养血补心等功效。主要用于阴虚内热、阴虚阳亢及热病阴虚动风等证。能治疗肾虚骨痿、小儿囟门不合、肾虚腰痛、骨蒸盗汗、头晕目眩、吐血衄血、崩漏带下、心虚惊悸、失眠健忘等症。

龟板胶性质滋腻且偏寒，虚寒内生、寒湿内盛以及脾胃虚弱、消化不良者不宜服用。

3. 鳖甲胶

鳖甲胶为鳖科动物鳖的背甲熬制而成的胶块。性寒，味咸，归肝、肾经。具有滋阴潜阳、软坚散结之功。主治阴虚潮热、阴虚阳亢、阴虚风动、虚劳咳血、癥瘕积聚等症。

鳖甲胶性质滋腻且偏寒，脾胃虚寒、食少便溏者慎服。因其有动胎之虞，故孕妇也应慎用。

4. 鹿角胶

鹿角胶为鹿科动物梅花鹿或马鹿的角经水煎熬浓缩而成的固体胶。性温，味甘、咸，归肝、肾经。具有温补肝肾、益精血、止血之功。用于肾阳虚弱、精血不足、虚劳羸瘦及吐血衄血、崩漏血尿等属虚寒者。

鹿角胶性质滋腻且偏温，故阴虚阳亢、阴虚火旺之颧红头胀、潮热盗汗者忌服。

5. 黄明胶

黄明胶，又称“牛皮胶、明胶、水胶”，为牛科动物黄牛的皮所熬制的胶块。性平、味甘，归肺、大肠经。具有滋阴润燥、养血止血、活血消肿等功效。常用于治疗虚劳咳嗽、咯血、吐血、崩漏、下痢便血、跌打损伤、痈肿、烧烫伤等症。

黄明胶性质滋腻，服用期间宜饮食清淡，忌食肥甘厚腻、辛辣、生冷。脾胃虚弱所致消化不良、脘腹胀满者慎用。

6. 霞天胶

霞天胶，又名“牛肉胶”，是牛科动物黄牛的肉经熬炼而成的胶块。性温、味甘，归肝、脾、肾经。具有益气养血、健脾安中之功。适用于气血亏虚、纳差食少、肢软无力、头晕心悸等症。

7. 成药膏

此外，市场上现有一些成品膏滋，也可在膏方中使用。如龟鹿二仙膏、二冬膏、益母草膏、鸡血藤膏、琼玉膏。其中益母草膏、鸡血藤膏等成品膏滋相对于上述动物胶类，也称之为“素膏”。“素膏”无需事先烊化，可直接加入浓缩药汁中使用。

（四）糖类

糖类的主要作用是减轻药物的苦味、改善膏方口感以利于服用，同时具有一定的补益作用，而且糖类与胶类同用更有助于膏滋制剂的固定成形。有时制膏不放胶类、只放糖类，虽不能成膏，但也可浓缩药液，亦可服用。一剂膏滋药用糖一般为100～500g，多为250g左右。依据方内药味和个人喜好的不同，适当调整用量。如整个处方内苦药多了，可多放一些糖，不喜欢甜食的，可少放一些糖。

在膏方制备前，应按照糖的种类和质量加适量的水炼制。炼糖的目的在于使糖的晶粒熔融，去除水分，净化杂质，并杀死微生物；同时，炼糖时使糖出现部分转化，适宜的糖转化率可防止膏滋久贮易出现的“返砂”现象。

冰糖、白糖、红糖、饴糖、蜂蜜是膏滋加工中常用的各种糖，各种糖的品质和功效略有差异，应根据辨证需要，在膏方配伍时单用糖或蜂蜜，或视需要糖与蜂蜜并用。

1. 白糖

白糖是甘蔗或甜菜压榨后的汁液或粗糖液经过处理后，再蒸发、浓缩、结晶及干燥后得到的洁白色结晶体。白糖分为“白砂糖”和“白棉糖”两种，其中白棉糖含有部分果糖成分，更容易吸收，口味也比白砂糖要更甜一些。

白糖味甘、性平，入脾、肺经。具有滋阴润肺、补脾养胃、生津止渴、舒缓肝气、缓急止痛、利咽喉、解酒毒等功效。

糖尿病病人、痰湿偏重者、肥胖症病人以及夜晚临睡前均不宜吃糖。

2. 红糖

红糖，又称“红砂糖”或“黄砂糖”，是甘蔗或甜菜经过榨汁，然后蒸发分离出来的一种赤色结晶体，是一种没有经过提纯处理、带蜜的甘蔗成品糖，颜色呈棕红色或黄褐色。因未经过洗蜜处理，表面附有糖蜜，红糖含有比白糖多20~30倍的葡萄糖和少量蛋白质、氨基酸、脂肪、叶绿素、叶黄素、胡萝卜素及铁、铬等微量元素和矿物质。营养价值较白糖高。

红糖味甘、性温，归脾、肝经。具有益气养血、活血化瘀、温中祛寒、疏肝、缓急止痛的功效。适用于脘腹冷痛、经行腹痛等症。

阴虚内热、消化不良和糖尿病病人均不宜食用红糖。便秘、口舌生疮等易上火的病人，应避免食用红糖，可用冰糖代替。

3. 冰糖

冰糖是白砂糖经高温提炼、萃取其单糖自然结晶制成，以白色透明者为佳。冰糖是单糖，不易发酵，稳定性高，可保持食物原有风味，口感较砂糖更佳。同时，因为冰糖在提炼过程中已失去了部分水分，所以可以协助结冻收膏。

冰糖味甘、性平，归脾、肺经。具有养阴生津、补中益气、健脾和胃、润肺止咳等功效。

4. 饴糖

饴糖，又称“麦芽糖”，是糯米、粳米或大麦、小麦、粟米等粮食磨粉煮熟，加入麦芽作为催化剂使淀粉水解、转化、浓缩、发酵而成的糖。其中含有大量麦芽糖、葡萄糖和糊精，甜味低于白糖。饴糖有软、硬两种，软者称为饴胶，硬者称为饴糖。入药常用饴胶。

饴糖味甘、性温，归脾、胃、肺经。具有补脾养胃、补中益气、润肺止咳、缓急止痛等功效。适用于脾胃气虚、乏力懒言、食少纳呆、脘腹冷痛、肺虚久咳、干咳少痰等病证。

脾胃湿热、中满呕哕者不宜食用饴糖。

5. 蜂蜜

蜂蜜，是蜜蜂采集花粉酿制而成。蜂蜜中70%的成分是葡萄糖和果糖，另含有少量蔗糖、麦芽糖、有机酸、多种维生素、酶类及矿物质。

蜂蜜性平、味甘，归脾、胃、大肠经。具有补益中气、缓急止痛、润肺止咳、滑肠通便、养颜美容的功效。常用于治疗胃、十二指肠溃疡，呕吐，习惯性便秘及功能性便秘等症。

糖尿病病人、脾虚泄泻、湿阻中焦所致的脘腹胀满、舌苔厚腻者以及1周岁以内的婴儿不宜食用。

6. 替代糖

值得注意的是，有些病人，如糖尿病病人是不宜使用糖的，现代常使用低热量非糖甜味剂，成为无糖型膏滋药。市售常见的有元贞糖等糖尿病用糖，元贞糖是以麦芽糊精、阿斯巴甜、甜菊糖、罗汉果糖、甘草提取物等配料制成的食用糖，其甜度相当于蔗糖的10倍，而热量仅为蔗糖的8%。此外，市面销售的还有木糖醇、阿斯巴甜等天然物提取制剂或人工合成的甜味剂。这些甜味剂的加入，可以增加膏滋的甜味，但不会提高血糖水平。在膏滋加工时适量加入甜味剂替代部分蔗糖，或替代全部蔗糖，可以起到矫味的作用。但必须严格按照产品使用说明，按量取用，不得随意超量，以免产生不良反应。

（五）辅料

黄酒是膏滋加工中必备辅料，用于浸泡阿胶等动物类药胶。胶类多有腥膻味，可使用黄酒去腥。酒性味甘、辛、大热，具有活血通络、行药势、散寒、矫味矫臭的功效，而且又是良好的有机溶剂。因此，用酒浸泡药胶不仅可以解除腥气味，而且可以加强药物在人体内的运化吸收作用。在收膏之前，可以预先将加工所需的药胶用酒浸泡一定时间使胶软化，再隔水加热将胶炖烊，然后趁热和入药汁中共同收膏。制作膏滋所用的黄酒应是质量上乘的绍兴黄酒。黄酒与胶的用量比例一般为：250~500g胶类，用黄酒约500~1000g浸泡或加热融化。

二、膏方的制作

膏方的制作很复杂，现都由中药店或中药厂代为加工，由他们的专业人员按医生的要求制作。如能熟悉制作工艺和流程，保证煎熬质量，家庭制作亦可。制作方法步骤如下：

（一）浸泡

先将配齐的药物核对检查一遍，将细料药、需特殊煎煮的药材以及胶类、糖类等另放，其余药材统一放入容量相当的洁净锅具内，加水以高出药面10cm左右，使药材完全浸泡在水中，如药材质地较轻，可用长筷子搅拌，并用干净的瓷碗压在表面，使之充分吸水膨胀，冬季浸泡8~12小时左右，夏季浸泡6~8小时左右。锅具可用砂锅、瓷锅、搪瓷锅、不锈钢锅等。铁锅、铝锅等不宜使用。

（二）煎药

将浸泡过的中药饮片，加水至水面高出药面10cm左右，先用大火煮沸，后转小火煎煮1小时左右，再转为微火以沸为度，煎煮4小时左右，药汁渐浓。此时根据药物的不同，选择24~40目的筛网滤出头道药汁，再加清水浸润药渣后上火煎煮，煎法同前。然后再依前法第三次煎煮，滤出药汁，将药渣倒弃（如药汁尚浓，可再煎煮一次）。将滤净的药汁混合一处，静置沉淀后取清液，再用80~100目的筛网过滤，滤汁备用，并预留一小部分用于熬汤。

（三）浓缩

将滤净的药汁倒入锅中（因紫铜锅导热性能较好，受热均匀，故多用紫铜锅），进行浓缩。浓缩过程中，先用大火煎熬，加速水分蒸发，并随时撇去浮沫，让药汁慢慢变稠，再改用小火进一步浓缩，此时应不断用长粗的筷子搅拌，防止稠厚的药汁黏底烧焦，搅拌到药汁滴在纸上不散开来为度，此时方可暂停煎熬，这就是经过浓缩而成的清膏。

（四）熬糖、炼蜜和烊胶

熬糖：如果辅料用糖，可将糖类放入锅中，用小火加热翻炒，并不断搅拌，以免糖黏锅焦糊，待糖全部融化成老黄色，加入预留的药汁，将糖化薄。

炼蜜：如果辅料用蜂蜜，先将蜂蜜置于锅中加热，使之完全融化，并使其中水分大部分蒸发，待其泛起大泡，呈老红色后，酌情加入约十分之一的冷水，再继续加热煮沸，随后乘热倒出，滤去其中杂质，即成炼蜜。一般炼蜜以生蜜500g炼成400g左右为度。

烊胶：因荤胶味腥，黏腻难化，酒浸炖化后可祛除腥膻之气，并助运化之力。因此，如果用阿胶、龟板胶、鳖甲胶之类，收膏前需用黄酒（即绍兴黄酒，如无可用葡萄酒代替）浸泡一夜，再另用小锅将胶类与黄酒一起煎熬。煮沸后要用小火熬胶，胶类会逐渐烊化，烊化的过程很慢，需用粗长的筷子不断地搅拌，否则很容易黏底并烧焦，全部溶化可能需要1小时以上。也可将胶类放入碗中，加适量开水，然后放入锅中，隔水炖烊。

（五）收膏

把蒸煮或烊化好的胶类与糖类倒入清膏内，保持煮沸状态慢慢熬炼，同时不断用锅铲搅拌，直至能拉扯成丝或滴水成珠（将膏汁滴入清水中凝结成珠而不散）即可。

细料药要根据不同的要求分别处理。粉碎后的细料药在收膏时加入，并充分搅拌混匀。单独用小锅煎煮的细料药，应煎煮两次以上，过滤并压榨取汁，浓缩后加入药汁中充分混合后，再进行收膏。

三、膏方的保存

一料定制膏方，一般可服用1~3个月，如果保存方法不当，容易出现霉变等变质现象。霉变后的膏方不可继续服用，既浪费了药材，又中断了治疗，影响疾病的治疗和康复。因此，膏方的正确保存十分重要。

（一）存放容器

存放膏滋药的容器，家庭常用陶瓷、玻璃、搪瓷类容器。忌用铝锅、铁锅等容器存放。存放膏方的容器既要清洁又要干燥，不能留有水分。如果容器是陶瓷、玻璃、金属类，可在洗净后用小火烘烤干燥消毒，陶瓷、玻璃类容器也可采用洗净后微波炉烘烤干燥消毒的方法；如果容器为塑料等有机材料，可在洗净后放入消毒柜中用臭氧、紫外线消毒并烘干。

（二）包装方式

家庭包装膏方多用陶瓷罐、玻璃罐或不锈钢容器，在使用时应注意密封，如密封不良，容易产生细菌污染，使膏方变质。应将一料膏滋药分多个容器保存，近期服用的部分分开存放，暂时不用的部分要密封好。南方天气温暖潮湿，膏滋药容易受潮变质，最好放在冰箱冷冻室中保存，近期需要服用的膏滋，也应放在冰箱冷藏室或阴凉通风处，避免阳光直晒，避免受热受潮。医院制剂室和药店常用的机械分装真空袋包装膏滋药，具有定量准确、易于保存、携带服用方便的优点，但一般只能分装清膏，不能用于有辅料颗粒的膏滋方。而最新的膏滋药包装机，采用液态填装密封袋工艺生产的小袋包装，充分改变了传统大剂量包装带来的携带、服用不便，可用于有辅料颗粒的膏滋药、块状含服或嚼服型膏滋药的包装。也有厂家、药店将膏滋方制成固体糖果状，方便服用。

（三）保存环境

膏滋药，一般建议放入冰箱保存，延长保存时间。可将分装好的膏滋药放在冷冻室，每次只取出近期需要服用的部分，不超过一星期用量，放在冷藏室供每天服用，但时间久了药物仍然会霉变。特别是南方地区梅雨季节，膏滋药很容易霉变。如果膏滋药表面出现白色小点，则表示药面上霉变了，这时可将白色小点及其周围挖去一片，再小火煮沸一次，还是可以服用的。如霉变范围过大，则应丢弃，防止致病。

（四）取用方法

取用膏方时，应先将取膏的汤匙洗净、烘干、消毒，切忌有水。若汤匙没有洗净或沾有水分，沾入膏滋药中，容易滋生细菌，诱发霉变。同时，应一次性取出需服用的剂量，不可边吃边取，污染膏滋药。

（五）“返砂”的处理

有些膏滋在存放一段时间后，会有糖的结晶析出，这种现象俗称“返砂”。引起“返砂”的主要原因是糖的配料用量不当和糖的预处理加工不当。“返砂”现象并不是一种膏滋变质的表现，经过适当的处理，仍可以继续服用。具体处理方法为：先将容器底部的糖分离出来，重新加适量水加热溶解后再与膏滋混匀，并适当加热重新收膏；如果盛放的容器可以加热，可直接置于蒸锅内，隔水加热，使膏滋中析出的糖分溶解，与膏滋搅拌均匀即可。

第三节　膏方的应用

一、膏方的适用对象

（一）慢性疾病

中医学认为“久病多虚”，慢性疾病多会损伤人体正气，造成正虚无力抗邪，致邪气内侵或邪气留恋、日久难去。如慢性支气管炎、哮喘、慢性肠炎、慢性心功能不全等，均会导致人体阴阳失调、脏腑功能低下，造成疾病经久不愈或常易病情反复。通过服用配伍合理、正邪兼顾的膏方，既可通过扶助正气以祛邪，又可通过祛除邪气以扶正，调理人体阴阳，恢复人体正常生理功能，可达到治愈疾病或减轻临床症状、减少疾病复发、缩短病程的目的。因此，对于正虚邪盛或正虚邪恋的慢性病证，辨证选用膏方可达到正邪兼顾的目的，是慢性疾病病人长期服药的首选。

（二）体虚易感者

体虚易感者多因先天不足或后天损伤、失养，导致人体气血津液亏虚、脏腑功能低下，卫外御邪能力不足，天气稍有变化就易诱发感冒，且不易康复或极易复发，常一月发作数次。由于膏方的滋补调养作用比较全面、缓和，故膏方可以治疗此类正气不足为主的病证，既可补先天不足，又可调后天失养，从而增强机体卫外抗邪的能力，减少发病次数，提高病人生活质量。一般适用于疾病间歇期或缓解期。

（三）亚健康状态

亚健康者多为先天禀赋不足、后天失养、积劳内伤、疾病损伤、思虑过度、情志不疏而致气血阴阳虚衰，机体失于滋养，而见倦怠、乏力、眩晕、心悸耳鸣、失眠多梦、神思恍惚、注意力不易集中、情绪低下、抑郁易哭、急躁易怒、咯痰、脘痞、纳呆、便溏、梅核气等症。膏方调补为主，能够纠正人体阴阳失调，有利于恢复机体功能平衡，纠正亚健康状态。

（四）特殊人群

儿童、老年人、女性（包括孕产妇）等人群，有其特殊的体质或生理特点。

如小儿“稚阴稚阳”，脏腑功能发育尚未完全，易受外邪、食积等因素的干扰，出现感冒、咳嗽、厌食等病证。膏方调补阴阳、补而不腻，且口感较好，小儿易于接受。“女子以肝为先天”、“以血为本”，膏方以补为主，可使气血充沛，皮肤红润、光泽而有弹性，达到延缓衰老、驻颜美容的目的。老年人整体功能减退，容易出现气血阴阳不足，导致脏腑功能下降，通过膏方进补，能延缓气血阴阳、脏腑功能的衰退，达到益寿延年的目的。

二、膏方的服用

（一）开路方

开路方，意喻“开路先锋”。膏方的主要作用在于扶正补虚、调和阴阳、防病治病，但并不是每一个人都能很好地适应膏方，因此在服用膏方前常需服用开路药，调整机体内环境，为膏方的扶正祛邪作用创造良好的机体环境，使服用的膏方能被充分吸收。同时，如若病人气血阴阳各方面都受到损伤，身体极度虚弱，不可贸然使用补益膏方，否则可能会适得其反，加重病情，即所谓“虚不受补”。此时应开一些补益力较轻的药物（如党参，白术，茯苓，薏苡仁，甘草等）以开路试探，如服后无明显不适，并且情况略有好转，说明病人机体状况尚可，可以逐步增加服用补益膏方药；如服用开路药后病人情况反而更差，说明病人不能耐受膏方的补益作用，则不宜立刻服用膏方。也可用陈皮、半夏、神曲、山楂等健脾化湿开胃之品，改善脾胃功能后再服膏方。一般而言，开路药需服用一至两周，有的病人可能需要服更长时间。

然而，并不是所有的膏滋药都需要先服用“开路方”，一些证候单纯、兼夹症状不多、辨证明确的病人，或多次复诊、病情好转、趋于稳定的老病号，可以不先服“开路方”，直接拟定膏滋方。

（二）膏方的服用季节

服用膏方，原则上一年四季均可，但我国传统文化中有“冬令进补”的习俗，而且冬季为封藏之季节，万物收藏，阳气内敛，更适合膏方补养正气、充填精气的作用。此外，冬季气候寒冷，也有利于膏方的保存。因此膏方服用以冬季为多。

（三）膏方的服用时间

1. 空腹服的优点是可使药物迅速进入胃肠，并保持较高浓度而迅速发挥药效。滋腻补益药，宜空腹服。

2. 饭前服一般在饭前30~60分钟时服药。病在下焦（如胃肠道），欲使药力迅速下达者，宜饭前服。

3. 饭后服一般在饭后15~30分钟时服药。病在上焦（如心、肺），欲使药力停留上焦较久者，宜饭后服。

4. 睡前服一般在睡前15~30分钟时服用。补心脾、安心神、镇静安眠的药物宜睡前服。

（四）膏方的服用剂量

服用膏方的剂量，取决于膏方的性质、病情的轻重、体质特点等情况而全面考虑决定。一般膏方每次服用汤匙1匙（约15ml）为宜，每日1~3次。性质平和的膏方，剂量可适量增多。药性较为峻猛的膏方，应从小剂量开始服用，逐渐增加剂量，以免出现不良反应。慢性疾病，因服用时间较长，每次服用剂量不必过多；重病、急性病，用量可适当增加。病人体质的强弱，性别的不同，在剂量上也应有差别。老年人的服用剂量不宜过多，以免困脾碍胃；女性用量，一般小于男子，而且在女性经期、孕期及产后，应适当减少服用剂量。

（五）膏方的服用方法

临床上膏方的服用，应结合病人病情、体质状态、季节气候等因素，因人、因时、因地制宜。冬令进补是我国传统民俗，冬天为封藏的季节，滋补为主的膏方容易被机体吸收储藏，因此服用补益作用为主的膏方也多由冬至即“一九”开始，至“九九”结束。而治疗为主的膏方则需要视病情需要，依据病人的病情特点，结合季节气候等因素随时服用。服用膏方的方法主要有以下几种：

1. 冲服

取适量膏滋药，放在杯或碗中，用热开水冲入、搅匀，使之溶化后服下。根据病情需要，也可用温热的黄酒冲入服用。

2. 调服

将某些胶质黏稠难化的膏滋药，加入适量的汤药、黄酒或白开水中，用杯、碗隔水炖热，调匀后服下。

3. 噙化

亦称“含化”。取适量膏滋药含在口中，让药慢慢在口中溶化，慢慢咽下，以发挥药效。

本书所讲常规服用方法为冲服。

三、膏方的服用禁忌

除了上述的服用方法以外，服用膏方还需注意以下禁忌：

（一）药物配伍“十八反”“十九畏”

“十八反”、“十九畏”是中药配伍中容易降低药效、影响疗效甚至产生毒副作用的药物禁忌，配置膏方时应尽量避免。

（二）防止“闭门留寇”

在外邪未尽的情况下，不宜过早使用补益作用为主的膏方，以免留邪为患。如确有体虚，需要进补，可在祛邪药中加入少许补益之品，以达到扶正祛邪、攻补兼施目的。如果服药期间患感冒或其他突发疾病时，应暂停服用，待疾病治愈后方可继续服用膏方。

（三）预防“虚不受补”

对于一般慢性虚证病人，只能缓缓调养，不宜骤补，亦不可一味呆补，可先服“开路药”，或在补益类膏方中，佐以行气助运之品，以免滋腻碍胃之弊。若服用后自觉不适，如腹胀、食少，应减量服用，若仍有不适症状，应及时就医，由医生判断是否存在湿邪中阻或脾胃虚弱等证，配合汤剂使用。

（四）注意阴阳平衡

服用补益类膏方时要注意阴阳平衡；补阳不可太过，以防化火伤阴；滋阴也不可过多，以免阴甚损阳。

（五）妊娠禁忌

妊娠期间，慎用膏方！如确需服用膏方，应避免使用具有滑胎、堕胎风险的药物，以免造成流产；也应避免使用一些影响胎儿发育的药物，以免出现胎儿畸形或发育异常。

（六）忌口

为了更好的发挥膏方的作用，服用期间，应忌食生冷、油腻、辛辣等不易消化及有特殊刺激性的食物。此外，病人常需忌食某些食物，如服人参膏时忌服萝卜；服滋补性膏方时，不宜饮茶等。

四、服用膏方可能出现的不良反应及对策

（一）食欲不振、胃胀、腹胀

可能是补药过多或服用过量，导致滋补过度，超出了脾胃运化的能力，出现“虚不受补”的现象。此时可暂时停服膏方并咨询医生，减少补药数量，或减轻服用剂量，或配伍行气助运的药物，或先服健脾和胃的开路汤剂，改善脾胃运化功能后再继续服用膏方。

（二）病情波动或反复

如服用初期即出现病情波动或反复，可能是处方不当造成的；若服用一段时间后才出现病情波动或反复，可能是疾病发生了变化，或因外界环境、气候等因素干扰而出现。不管何种原因，都应停服膏方，咨询医生是否改变处方或祛除干扰因素后再继续服用。

（三）“上火”

若服用期间出现口干口苦、口腔溃疡、咽喉齿龈肿痛、鼻腔出血、痤疮新生、大便干结等“上火”症状，可能是由于膏方中温补药物过多，致“阳盛有余而化火”。此时应暂停服膏方，待“上火”症状消失后再继续服用，或减少服用剂量。

（四）过敏反应

在服用某些膏方后，出现皮肤瘙痒、皮疹，很可能是对方中某些成分过敏。此时应立即停服膏方并就医。

（五）毒性反应

某些中药，如何首乌、补骨脂、川楝子、黄药子等，对于一些特殊病人容易引起肝肾功能异常，故服用期间应注意观察是否出现食欲减退、目黄等症，并定

期检查肝肾功能，一旦发生肝肾功能异常，应立即停药，并及时就医。

本章参考文献

1. 周端. 中医膏方学［M］. 北京：中国中医药出版社，2014.
2. 谢英彪. 中医膏滋方临床应用荟萃［M］. 北京：人民军医出版社，2010.
3. 胡建华. 中医膏方经验选［M］. 北京：人民卫生出版社，2010.
4. 庞国明. 膏方临床应用指南［M］. 北京：中国医药科技出版社，2012.
5. 胡国华, 朱凌云. 冬令调补择膏方［M］. 北京：中国中医药出版社，2008.
6. 寇志芳. 善用膏方［M］. 北京：军事医学科学出版社，2012.
7. 寇志芳. 中医膏方学［M］. 太原：山西科学技术出版社，2011.
8. 姚卫海. 实用膏方［M］. 北京：华龄出版社，2014.

（编者：王飞）

临床篇

第一章 心脑血管类疾病

第一节 冠状动脉粥样硬化性心脏病

冠状动脉粥样硬化性心脏病简称冠心病，是指由于冠状动脉的粥样硬化使血管腔狭窄或阻塞，或因冠状动脉功能性改变即冠脉的痉挛，导致心肌缺血缺氧或坏死而引起的心脏病。

冠心病心绞痛发作的典型症状是发作性的胸痛，部位主要在胸骨体中段或上段之后，可波及心前区，甚至横贯前胸，界限不很清楚，常放射至左肩、左臂内侧达无名指或小指，或至颈、咽，或下颌部，其胸痛多为压迫、发闷或紧缩性，也可有烧灼感，偶伴濒死的恐惧感觉。有些老年病人由于反应迟缓，仅觉胸闷不适，无疼痛感，其发作常由体力劳动或情绪激动所诱发，有时饱食、寒冷、吸烟等亦可诱发。疼痛多出现于劳力或激动的当时，而不是在一天劳累之后。疼痛出现后常逐步加重，然后在3～5分钟渐消失，可数天或数周发作一次，亦可一日内多次发作。病人一般在停止原来诱发症状的活动后即可缓解，舌下含服硝酸甘油也能在几分钟内使之缓解。

中医膏方治疗冠心病适用于心肌缺血、阵发性心绞痛、心律失常、慢性心功能不全等。传统的膏滋药味厚质重，多以阿胶、龟甲胶、鹿角胶等胶质收膏，黏腻难化。故补虚之品应与理气运脾健胃之药同用，使补中寓治，治中寓补，补治结合，消补并用，通补兼施。合并高脂血症时，应适当减少阿胶、龟甲胶、鳖甲胶等胶类药物的用量，可酌情增加黄精、玉竹、山茱萸等药物剂量以便于收膏。

胸阳痹阻证

【临床表现】心胸绞痛，痛势较剧，天冷容易发作，病人自觉怕冷，手足冷，易出冷汗，心悸气短，或胸痛及背，背痛及心，苔薄白，脉沉紧或沉涩。

【治疗法则】辛温通阳，散寒宣痹。

【膏方选介】肉桂30g 枳实150g 薤白200g 桂枝150g 细辛50g 干姜50g 川芎150g 赤芍150g 黄芪300g 当归150g 丹参200g 党参200g 附子60g 鹿角胶150g 阿胶100g 蜂蜜300g

【制膏方法】按上篇中常规制膏方法，鹿角胶、阿胶、蜂蜜收膏。

【随症加减】胸痛发作较为频繁、怕冷较重者，可加重附子用量，加用延胡索。

心悸明显、情绪不宁、夜寐不安且心痛不易缓解者，可加用怀小麦、五味子、酸枣仁、远志、甘松、琥珀粉等。

【服用方法】每日2次，在早餐前1小时和晚餐后2小时，每次约15ml，用热开水化开，温服。

心血瘀阻证

【临床表现】心胸疼痛，胀痛或刺痛较多，痛处固定，夜晚加重，严重者心痛及背，背痛及心，或疼痛放射至肩背，伴有持续性胸闷，喜喘息，遇情绪不好的时候容易诱发或加重，舌质暗红或紫暗，有瘀斑，舌下瘀筋，苔薄，脉弦涩。

【治疗法则】活血化瘀，通脉止痛。

【膏方选介】川芎200g 桃仁200g 红花200g 赤芍200g 柴胡100g 枳壳100g 当归200g 生地200g 降香100g 郁金200g 香附150g 青皮150g 延胡索150g 合欢皮200g 丹参200g 鸡血藤300g 蜂蜜300g

【制膏方法】按上篇中常规制膏方法，蜂蜜收膏。

【随症加减】短期内阵发性胸痛、隐隐有刺痛感、胸闷不适者，重用三七、穿山甲、全蝎，加强搜风通络止痛之功。

动脉硬化斑块明显增多者，加用瓜蒌皮、皂角刺、海藻、夏枯草、生山楂、生牡蛎等化痰降浊、软坚散结。

胸部刺痛伴心烦口苦、烘热盗汗者，加用黄连、丹皮、赤芍药、知母、地骨皮、墨旱莲等。

刺痛不适伴心悸不安者，加用黄精、柏子仁、甘松、黄连、牡蛎、龙齿等。

睡眠质量差，伴有多梦者，加用珍珠母、牡蛎、琥珀粉、夜交藤、远志、石菖蒲、酸枣仁等。

【服用方法】每日2次，在早餐前1小时和晚餐后2小时，每次约15ml，用热开水化开，温服。

痰浊闭阻

【临床表现】胸闷重而胸痛较轻，或突然胸痛如绞，四肢沉重、无力，痰多气短，身体肥胖，咳喘不能平卧，阴雨天易发作或加重，伴有疲劳，怕冷，饮食减少，腹泻，咳痰如水样，舌体胖大且边有齿痕，苔浊腻或白滑，脉滑。

【治疗法则】通阳泄浊，豁痰宣痹。

【膏方选介】瓜蒌300g　薤白300g　半夏200g　南星100g　人参300g　茯苓200g　甘草100g　石菖蒲200g　陈皮100g　枳实100g　桂枝200g　细辛30g　干姜200g　补骨脂200g　淫羊藿200g　川芎150g　延胡索150g　蜂蜜300g

【制膏方法】按上篇中常规制膏方法，蜂蜜收膏。

【随症加减】若合并高脂血症、脂肪肝者，可加用荷叶、生山楂、皂角刺、橘红、胆南星、郁金、丹参、桃仁等。

若出现轻度肝功能损伤者，可加用蚤休、柴胡、八月札、田基黄、鸡骨草、垂盆草、半枝莲等。

慢性泄泻或肠胃功能不好伴便溏、腹泻者，可用炒谷芽、炒麦芽、炙鸡内金、旋覆梗、煨木香、饴糖等。

气虚痰湿者，常体形偏胖，且易感冒，治疗上以健脾益气为主，兼以祛湿化痰，加白术、北秫米、薏苡仁等鼓舞胃气，利湿化痰。

【服用方法】每日2次，在早餐前1小时和晚餐后2小时，每次约15ml，用热开水化开，温服。

气血亏虚

【临床表现】胸闷隐隐作痛，时发时止，心悸气短，活动后症状加重，伴有疲劳乏力，声音、气息低微，面色苍白，易汗出，舌质淡红，舌体胖边有齿痕，苔薄白，脉虚细缓或结代。

【治疗法则】益气养血。

【膏方选介】人参150g　黄芪200g　白术150g　茯苓200g　炙甘草200g　熟地300g　当归200g　白芍200g　肉桂100g　制首乌200g　川芎150g　五味子150g　麦冬200g　阿胶200g　蜂蜜300g

【制膏方法】按上篇中常规制膏方法，阿胶、蜂蜜收膏。

【随症加减】合并腰膝酸软、烘热盗汗者加用熟地黄、枸杞子、何首乌、灵芝、女贞子、旱莲草、桑葚、知母、黄柏等。

出现心悸不宁、频发早搏者，重用黄精、山茱萸、麦门冬、何首乌、甘松等。

合并高血压者，常用天麻、钩藤、白蒺藜、干地龙、青葙子等具有降压作用的药物。

兼有糖尿病者可辨证选用蚕茧壳、黄连、凤尾草、玉竹等具有降糖作用的药物。

【服用方法】每日2次，在早餐前1小时和晚餐后2小时，每次约15ml，用热开水化开，温服。

阴阳两亏

【临床表现】心痛憋闷，心悸，白天或夜间睡眠中出汗，失眠，腰酸膝软，头晕耳鸣，口干便秘，活动后加重，面色白，疲劳怕冷，四肢凉或肿胀，舌质淡红，边有齿痕，少苔，脉沉细。

【治疗法则】滋阴补阳。

【膏方选介】人参200g　熟地300g　当归200g　制首乌200g　茯苓200g　肉桂150g　炮附子100g　山萸肉200g　山药200g　枸杞子200g　巴戟天200g　杜仲200g　丹皮100g　桑寄生200g　麦冬200g　鹿角胶200g　蜂蜜300g

【制膏方法】按上篇中常规制膏方法，鹿角胶、蜂蜜收膏。

【随症加减】合并乏力倦怠、形寒肢冷、小便清长、心悸不适等症状者，重用温补肾阳之品。

肢体肿胀、小便量少、动则气促、胸闷短气者，重用桂枝、泽泻、车前子、泽兰、毛冬青、万年青根等。

合并肾功能不全，有蛋白尿、低蛋白血症者，加用金蝉花、白僵蚕、露蜂房、蝉蜕、芡实等。

【服用方法】每日2次，在早餐前1小时和晚餐后2小时，每次约15ml，用热开水化开，温服。

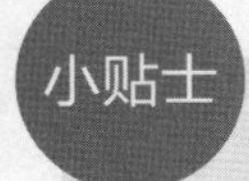

冠心病病人常易出现变异性心绞痛、急性冠脉综合征、急性心肌梗死等急危重症，若出现上述情况，不可过分依赖中医膏方治疗，应及时就医。

第二节　高血压病

高血压病多指原发性高血压病，是以血压升高为主要临床表现伴或不伴有多种心血管危险因素的综合征。

高血压的标准是根据临床及流行病学资料界定的，目前我国采用的血压分类和标准见下表，高血压定义为收缩压≥140mmHg和（或）舒张压≥90mmHg，根据血压升高水平，又进一步将高血压分为1~3级。

血压的定义和分类

类别	收缩压（mmHg）	舒张压（mmHg）
正常血压	＜120	＜80
正常高值	120~139	80~89
高血压		
1级（轻度）	140~159	90~99
2级（中度）	160~179	100~109
3级（重度）	≥180	≥110
单纯收缩期高血压	≥140	＜90

注：当收缩压和舒张压分属于不同分级时，以较高的级别作为标准。

原发性高血压的病因为多因素，可分为遗传和环境因素两个方面，高血压病是遗传易感性和环境因素相互作用的结果。

应用中医膏方治疗原发性高血压可辅助控制血压，改善临床症状，提高病人生活质量。中医膏方治疗高血压病主要适用于轻、中度高血压病。

肝阳上亢

【临床表现】眩晕，耳鸣，头目胀痛，口苦，失眠多梦，遇烦劳郁怒而加重，严重者可见昏倒，面色发红，急躁易怒，四肢麻木震颤，舌红苔黄，脉弦或数。

【治疗法则】平肝潜阳，清火息风。

【膏方选介】罗布麻100g　天麻100g　黄芩150g　山栀150g　生地黄200g　玄参150g　夏枯草150g　杭白菊150g　钩藤200g　草决明150g　生龙骨300g　酸枣仁200g　蜂蜜300g

【制膏方法】按上篇中常规制膏方法，蜂蜜收膏。

【随症加减】肝火上炎、口苦目红、烦躁易怒者，加用龙胆草、丹皮。

肝肾阴虚较甚，症见目涩耳鸣、腰酸膝软、舌红少苔、脉弦细数者，可加用枸杞子、何首乌、麦门冬。

目红便秘者，可选加火麻仁、柏子仁或当归龙荟丸以通腑泄热。

眩晕剧烈，兼见手足麻木或震颤者，加羚羊角、石决明、生牡蛎、全蝎、蜈蚣等镇肝息风，清热止痉。

【服用方法】每日2次，在早餐前1小时和晚餐后2小时，每次约15ml，用热开水化开，温服。

痰瘀中阻

【临床表现】眩晕，感觉头重像被蒙住一样，胸闷想吐，呕吐痰水涎沫，健忘，失眠，心悸，面唇紫暗，舌瘀点或瘀斑，苔白腻，脉弦滑。

【治疗法则】健脾化痰，行气化瘀，兼以养阴平肝。

【膏方选介】黄芪150g　茯苓150g　白术100g　汉防己100g　玉米须100g　泽泻90g　黄柏100g　半夏100g　陈皮90g　枳壳90g　柴胡60g　山楂150g　炒莱菔子100g　鬼针草200g　大黄60g　丹参150g　当归150g　水蛭90g　土鳖虫90g　赤芍150g　川芎100g　杜仲150g　何首乌150g　石斛100g　生地150g　葛根90g　天麻90g　炒决明子100g　蜂蜜300g

【制膏方法】按上篇中常规制膏方法，蜂蜜收膏。

【随症加减】眩晕较甚、呕吐频作、视物旋转者，加代赭石、竹茹、旋覆花镇逆止呕。

脘闷纳呆者，加砂仁、白豆蔻等芳香和胃。

兼见耳鸣重听者，可酌加郁金、石菖蒲、葱白以通阳开窍。

痰郁化火，症见头痛头胀、心烦口苦、渴不欲饮、舌红苔黄腻、脉弦滑者，宜用黄连温胆汤清化痰热。

【服用方法】每日2次，在早餐前1小时和晚餐后2小时，每次约15ml，用热开水化开，温服。

阴虚风动

【临床表现】眩晕耳鸣，腰膝酸软，精神萎靡不振，烦躁失眠，自觉面部烘热口干，苔少，舌质偏红，脉弦细数。

【治疗法则】补益肝肾，平肝息风。

【膏方选介】天麻150g　生地黄200g　熟地黄200g　山茱萸100g　泽泻100g　桑椹150g　白芍150g　女贞子200g　旱莲草150g　钩藤300g　石决明150g　珍珠母150g　生龙骨300g　生牡蛎300g　川牛膝100g　桑寄生200g　丹参150g　石斛100g　神曲100g　鳖甲150g　龟板胶100g　阿胶200g　蜂蜜300g

【制膏方法】按上篇中常规制膏方法，龟板胶、阿胶、蜂蜜收膏。

【随症加减】阴虚火旺，症见五心烦热、潮热颧红、舌红少苔、脉细数者，可加知母、黄柏、丹皮、地骨皮等。

肾失封藏固摄，症见遗精滑泄者，可酌加芡实、莲须、桑螵蛸等。

若兼失眠、多梦、健忘诸症者，加阿胶、鸡子黄、酸枣仁、柏子仁等交通心肾，养心安神。

阴损及阳、肾阳虚明显者，予右归丸温补肾阳，填精补髓，或酌配巴戟天、淫羊藿、肉桂。

兼见下肢浮肿、尿少等症者，可加桂枝、茯苓等温肾利水。

兼见便溏、腹胀少食者，可加焦白术、茯苓、煨木香以健脾止泻。

【服用方法】每日2次，在早餐前1小时和晚餐后2小时，每次约15ml，用热开水化开，温服。

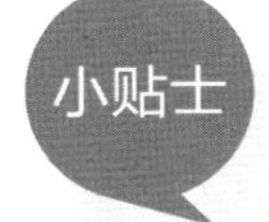

（1）在服用膏方调压治疗的同时，还要注意通过改变不良的生活方式来达到降低血压的目的，包括以下措施：保持合理体重；限制钠盐摄入；增加体育活动，劳逸结合，保证充足的睡眠，保持心情舒畅；戒烟；限制饮酒量；健康的饮食习惯，包括多食水果、蔬菜、鱼类，以及减少总脂肪和饱和脂肪摄入。

（2）对于近阶段血压波动较大、病情变化较多者，建议先有效控制血压，病情稳定后给予膏方治疗。

（3）对于伴有腹胀纳呆、舌苔厚腻、大便清薄者，建议先服开路方健脾开胃。

（4）服用膏方期间，既有的降压治疗方案不可随意变动，请遵医嘱。

第三节　心律失常

心律失常是指心脏冲动的频率、节律、起源部位、传导速度或激动次序的异常。属于中医学“心悸”“怔忡”之范畴，本病的发生多与感受外邪、心虚胆怯、心血不足、心阳衰弱、水饮内停、七情所伤、劳倦内伤及瘀血阻络等因素有关。

根据都市人群生活节奏快、工作压力大的特点，中医膏方治疗各类心律失常时多注重从肝论治。采用疏肝理气、疏肝活血、疏肝清热、清肝泻火、平肝潜阳、平肝息风等方法取得很好的疗效。

心血不足

【临床表现】心悸、头晕，面色暗淡，疲劳乏力。睡觉不安稳，多梦，健忘。舌淡红苔薄白，脉细。

【治疗法则】养血安神。

【膏方选介】黄芪100g　党参150g　白术100g　茯苓150g　炙甘草90g　当归100g　龙眼肉90g　酸枣仁150g　炙远志100g　鸡血藤200g　灵芝120g　生地黄100g　红枣150g　阿胶150g　蜂蜜300g

【制膏方法】按上篇中常规制膏方法，阿胶、蜂蜜收膏。

【随症加减】心悸明显者，加五味子、丹参、百合；头晕眼花明显者，加首乌、枸杞子。

【服用方法】每日2次，在早餐前1小时和晚餐后2小时，每次约15ml，用热开水化开，温服。

心阳不振

【临床表现】心悸气短，乏力倦怠，身体冷，尿少肢体浮肿，或胸闷，舌淡暗或紫，苔薄白，脉沉细。

【治疗法则】温阳益气，镇心安神。

【膏方选介】制附子60g　桂枝90g　生龙骨300g　生牡蛎300g　黄芪150g　党参150g　淫羊藿150g　丹参150g　五味子100g　苦参100g　麦门冬150g　炙甘草100g　阿胶150g　蜂蜜300g

【制膏方法】按上篇中常规制膏方法，阿胶、蜂蜜收膏。

【随症加减】畏寒气短明显者，加生晒参；反复感冒者，加白术、防风、白芍药。

【服用方法】每日2次，在早餐前1小时和晚餐后2小时，每次约15ml，用热开水化开，温服。

（1）日常保持良好的情绪，适度锻炼，增强体质，预防感冒。

（2）心悸发作严重时，应卧床休息，减轻心脏负担。

本章参考文献

1. 周端. 中医膏方学［M］. 北京：中国中医药出版社，2014

2. 庞国明. 膏方临床应用指南［M］. 北京：中国医药科技出版社，2012

3. 吴银根，方泓. 中医膏方治疗学［M］. 北京：人民军医出版社，2011

4. 沈洪，章亚成. 中医临证膏方指南［M］. 南京：东南大学出版社，2009

5. 汪文娟，庄燕鸿，陈保华. 中医膏方指南［M］. 上海：第二军医大学出版社，2003

6. 胡建华. 中医膏方经验选［M］. 北京：人民卫生出版社，2010

7. 陈家英，周吉燕. 中医膏方治病百问［M］. 上海：上海中医学院出版社，1992

（编者：李明）

第二章 呼吸系统疾病

第一节 慢性阻塞性肺疾病

慢性阻塞性肺疾病包括慢性支气管炎、肺气肿等，反复发作可发展成肺心病。

中医膏方治疗适用于慢阻肺病稳定期、缓解期的病人（指服用膏方期间咳、痰、喘、发热等症状基本无发生），或相对缓解期的病人（指服用膏方期间前述症状未有急性发作，但出现轻度的咳嗽、咳痰、喘息、气短胸闷、面浮肢肿等症状者）。其治疗目标是减轻症状，阻止病情发展，改善肺功能，改善生活能力，提高生活质量。

痰浊壅肺证

【临床表现】咳嗽痰多，易咳出，痰色白黏腻或呈泡沫样，气短甚至稍微活动就觉心跳很快，怕吹风，特别容易出汗，常常觉得胃胀肚子胀，不想吃饭，吃啥都没有胃口，整天没力气，对啥都没兴趣，舌质偏淡，舌苔薄腻或浊腻，脉滑。

【治疗法则】降气化痰，健脾益肺。

【膏方选介】生黄芪180g　炒白术150g　白茯苓100g　潞党参200g　制半夏150g　制南星150g　厚朴150g　怀山药150g　紫苏子90g　白芥子90g　天竺子90g　桔梗90g　炙麻黄45g　制紫菀90g　款冬花90g　淡干姜60g　苦杏仁90g　细辛20g　制黄精150g　仙灵脾180g　白前120g　川贝母60g　枇杷叶

90g　陈皮90g　核桃肉180g　佛手180g　香橼皮120g　炒麦芽180g

另：生晒参50g　阿胶350g　龟板胶100g　冰糖250g

【制膏方法】按上篇中常规制膏方法，阿胶、龟板胶、生晒参粉、冰糖收膏。

【服用方法】早中晚各服用一次，或每日两次，可随自己的情况而定。宜空腹时服用。如果空腹服用后胃胀闷、胃痛，也可餐后半小时至1小时左右服用，每次1～2调羹，即30～50ml，温开水化开，稀释，再用微波炉热一下或煮沸一下。

痰热郁肺证

【临床表现】咳嗽明显，咳声响亮，痰黄白相兼，黏稠难咳，气短胸闷明显，心情烦躁，老觉得胸闷胸口堵得慌，常常觉得胸口肚子都发烫，不怕冷，有汗但不多，小便黄，大便偏干，舌边尖红苔黄厚腻，脉滑或滑数。

【治疗法则】清肺化痰，降逆平喘。

【膏方选介】生黄芪180g　炒白术150g　白茯苓100g　潞党参200g　制半夏150g　制南星150g　厚朴150g　怀山药150g　紫苏子90g　炙黄芩150g　天竺子90g　佛耳草180g　炙麻黄45g　制紫菀90g　款冬花90g　苦杏仁90g　浙贝母90g　制黄精150g　麦冬180g　桔梗60g　白前120g　枇杷叶90g　陈皮90g　枳壳180g　核桃肉180g　佛手180g　香橼皮120g　炒麦芽180g

另：生晒参50g　阿胶350g　冰糖250g　蛤蚧2对　核桃肉200g

【制膏方法】按上篇中常规制膏方法，阿胶、细料（生晒参粉、蛤蚧粉、核桃肉粉）、冰糖收膏。

【随症加减】痰黄如脓或腥臭者，酌加鱼腥草、开金锁、薏苡仁、冬瓜子。腑气不通，症见大便秘结者，加大黄、枳实、望江南、路路通等。

【服用方法】早中晚各服用一次，或每日两次，可随自己的情况而定。宜空腹时服用。如果空腹服用后胃胀闷、胃痛，也可餐后半小时至1小时左右服用，每次1～2调羹，即30～50ml，温开水化开，稀释，再用微波炉热一下或煮沸一下。

肺脾气虚证

【临床表现】咳嗽，咳声较轻，老觉得气不够用，精神差，怕吹风，容易出汗，不爱动不爱说话，面色发白，稍微吃点东西就觉得胃胀，没有多少食欲，大便偏稀，苔薄白或白腻，舌质胖边有齿痕，脉细弱。

【治疗法则】补肺健脾，止咳化痰。

【膏方选介】生黄芪180g　炙黄芪180g　炒白术150g　炒防风90g　潞党参200g　天门冬90g　麦门冬90g　五味子45g　熟地黄150g　山茱萸120g　怀山药150g　白茯苓150g　淡附片60g　紫苏子90g　天竺子90g　炙麻黄30g　桂枝30g　天浆壳90g　制紫菀90g　款冬花90g　射干90g　苦杏仁90g　炒白果100g　川百合150g　淡干姜24g　细辛20g　制黄精150g　仙灵脾225g　山海螺300g　川贝母60g　枇杷叶90g　陈皮90g　制半夏90g

另：生晒参50g　阿胶350g　鹿角片90g　核桃肉180g　冰糖250g

【制膏方法】按上篇中常规制膏方法，阿胶、细料（生晒参粉、鹿角粉、核桃肉粉）、冰糖收膏。

【随症加减】若咳痰量多，加白芥子、莱菔子等。

若痰黄如脓或腥臭者，酌加鱼腥草、开金锁、薏苡仁、冬瓜子。

若大便秘结者，加大黄、枳实、望江南、路路通等。

若怕冷，四肢冷，小便少，腿肿者，加肉桂、泽泻、猪苓等。

若时有汗出、怕风、一会儿冷一会儿热，可加白芍等。

若口干、咽干、大便干，可加玉竹、生地等。

【服用方法】早中晚各服用一次，或每日两次，可随自己的情况而定。宜空腹时服用。如果空腹服用后胃胀闷、胃痛，也可餐后半小时至1小时左右服用，每次1～2调羹，即30～50ml，温开水化开，稀释，再用微波炉热一下或煮沸一下。

肺肾两虚证

【临床表现】呼吸浅短，常常上气不接下气，甚至张口抬肩，说话声低，站的或坐的时间稍长一些就觉得疲累，要靠着椅子或墙壁，咳嗽、痰白如沫，咯吐不利，胸闷心悸，四肢较冷，舌淡或暗紫，脉沉细数无力或有结代。

【治疗法则】补肺纳肾，降气平喘。

【膏方选介】党参300g　黄芪200g　白术100g　山药100g　防风150g　仙灵脾150g　巴戟天150g　菟丝子150g　补骨脂150g　杜仲150g　枸杞子150g　胡颓叶150g　全蝎30g　野荞麦根300g　蜈蚣30g　藿香150g　鸡内金150g　桑白皮300g　白果300g　地骨皮300g　熟地300g　山茱萸150g　黄精150g　制首乌150g　黄芩150g　柴胡150g　甘草100g　阿胶350g　龟甲胶100g　白参150g　蛤蚧2对　胎盘60g　饴糖250g　冰糖250g

【制膏方法】按上篇中常规制膏方法，阿胶、龟甲胶、细料（白参粉、蛤蚧粉、胎盘粉）、冰糖、饴糖收膏。

【随症加减】若四肢冰凉、怕冷，天冷时手脚始终不温热，加肉桂、附子、干姜、细辛等。

若晨起易腹泻，喜欢吃温热的食物，腿脚冰冷，可加肉苁蓉、沙苑子等。

若面色苍白、头晕气短，连说话也没有力气，可加当归、旱莲草、白芍等。

【服用方法】早中晚各服用一次，或每日两次，可随自己的情况而定。宜空腹时服用。如果空腹服用后胃胀闷、胃痛，也可餐后半小时至1小时左右服用，每次1～2调羹，即30～50ml，温开水化开，稀释，再用微波炉热一下或煮沸一下。

阳虚水泛证

【临床表现】脸面、眼睑、下肢及脚踝部不同程度肿胀，压之有凹陷，较严重的病人全身都浮肿，胸部胀满有水，心悸，轻微活动即感喘息气急，咯痰清稀，胃脘部胀满，无食欲，尿少，怕冷，面唇青紫，苔白滑舌胖质暗，脉沉细。

【治疗法则】温肾健脾，化饮利水。

【膏方选介】党参300g　生黄芪200g　白术100g　山药100g　防风150g　仙灵脾150g　巴戟天150g　菟丝子150g　淡附片120g　淡干姜60g　细辛20g　白芥子120g　杜仲150g　枸杞子150g　胡颓叶150g　藿香150g　鸡内金150g　桑白皮300g　白果300g　山茱萸150g　制黄精150g　黄芩150g　柴胡150g　桃仁

90g　泽泻120g　猪苓120g　甘草100g　阿胶350g　龟甲胶100g　白参150g　蛤蚧2对　胎盘60g　饴糖250g　冰糖250g

【制膏方法】按上篇中常规制膏方法，阿胶、龟甲胶、细料（白参粉、蛤蚧粉、胎盘粉）、冰糖、饴糖收膏。

【随症加减】若痰多胸闷气急，加紫苏子、厚朴、半夏等。

若总是觉得小肚子里有气、肚子憋得慌、没有便意又站也不是坐也不是，可加木香、乌药等。

【服用方法】早中晚各服用一次，或每日两次，可随自己的情况而定。宜空腹时服用。如果空腹服用后胃胀闷、胃痛，也可餐后半小时至1小时左右服用，每次1～2调羹，即30～50ml，温开水化开，稀释，再用微波炉热一下或煮沸一下。

小贴士

（1）对于近期反复呼吸道感染、病情变化较多者，建议暂不服用膏方。

（2）服用膏方出现病情急性加重时，应暂停膏方，积极治疗原发病为主。

（3）服用膏方期间，既有的慢性阻塞性肺疾病基础治疗方案不可随意变动，请遵医嘱。

（4）对于仅患有鼻塞喷嚏、没有全身症状的轻症感冒，可停服也可以不停服。如果重感冒，出现头痛、咽痛、咳嗽明显、怕冷甚至发热等全身症状时，必须停服，待全身症状消除后才可继续服用。

（5）有胃炎伴腹胀、进食少、舌苔厚腻、大便溏薄者，建议先服开路方健脾开胃。

第二节　支气管哮喘

支气管哮喘（简称哮喘）常常表现为反复发作性喘息、呼吸困难、胸闷或咳嗽等症状，常在夜间或清晨发作、加剧，常出现广泛多变的不可逆性气流受限，多数病人可自行缓解或经治疗后缓解。至今支气管哮喘的病因仍不完全明确。

支气管哮喘伴有高血压、心脏病，膏方治疗选方用药时应慎用或不用麻黄。因麻黄会收缩血管使血压升高、心率加快等。若必须使用，可用黄荆子代替，黄荆子是马鞭科植物黄荆的果实，性温，味辛苦，有祛风化湿、降气平喘的作用，而无麻黄的副作用。

肺气虚证

【临床表现】比别人容易出汗，怕风，易患感冒，每因气候变化而诱发，发前打喷嚏、流清水鼻涕，时常鼻塞，气短声低或喉中常有轻度哮鸣音，咳痰清稀色白，面色发白，舌苔薄白质淡，脉细弱或虚大。

【治疗法则】补肺固卫。

【膏方选介】党参300g　黄芪200g　白术100g　山药100g　杜仲100g　菟丝子100g　防风100g　荆芥100g　黄芩90g　蒲公英100g　开金锁300g　桑白皮300g　苍耳子150g　辛夷150g　胡颓叶300g　白果150g　浙贝母150g　麦冬150g　焦山楂120g　焦米仁120g　玉竹150g　紫花地丁300g　炙甘草90g　生晒参30g　阿胶250g　龟甲胶250g　铁皮枫斗20g　核桃肉250g　冰糖250g

【制膏方法】按上篇中常规制膏方法，阿胶、龟甲胶、细料（生晒参粉、核桃肉粉、铁皮枫斗粉）、冰糖收膏。

【随症加减】若怕风怕冷，或者冷时怕冷热时怕热，加桂枝、白芍等。

若咳呛、痰少质黏，口干、咽干，可加北沙参等。

若胃口差，稍微吃点油腻的东西就拉肚子，可加炮姜等。

【服用方法】早中晚各服用一次，或每日2次，可随病人的情况而定。宜空腹时服用。如果空腹服用后胃胀闷、胃痛，也可餐后半小时至1小时服用，每次

1～2调羹，即30～50ml，温开水化开，稀释，再用微波炉热一下或煮沸一下。

脾气虚证

【临床表现】平时食欲一般，稍吃油腻或不易消化的食物就胃胀，便稀不成形，精神萎软，整天没精打采，也不太愿意与人交流，总觉得手脚没力气，舌苔薄腻或白滑，舌质淡，脉细软。

【治疗法则】健脾化痰。

【膏方选介】党参300g 黄芪200g 白术100g 山药100g 杜仲100g 菟丝子100g 仙灵脾150g 射干100g 黄荆子150g 蒲公英100g 开金锁300g 桑白皮300g 熟地100g 胡颓叶300g 桔梗90g 白果150g 浙贝母150g 麦冬150g 枳壳90g 紫菀150g 玉竹150g 佛耳草120g 苍耳子150g 辛夷150g 山楂100g 炒谷芽300g 生晒参30g 阿胶250g 龟板胶250g 铁皮枫斗20g 蛤蚧2对 核桃肉250g 冰糖250g

【制膏方法】按上篇中常规制膏方法，阿胶、龟板胶、细料（生晒参粉、核桃肉粉、铁皮枫斗粉、蛤蚧粉）、冰糖收膏。

【随症加减】若口干、舌红、胃里嘈杂感、胃隐痛、大便干结者，可加沙参、生地等。

若咳嗽痰多气急，可加浙贝母、胆南星、鱼腥草等。

【服用方法】早中晚各服用一次，或每日两次，可随自己的情况而定。宜空腹时服用。如果空腹服用后胃胀闷、胃痛，也可餐后半小时至1小时左右服用，每次1～2调羹，即30～50ml，温开水化开，稀释，再用微波炉热一下或煮沸一下。

肾气虚证

【临床表现】平时就觉得气短不够用，即便轻微活动也觉得气短胸闷难忍，心悸心跳快，甚至觉得心脏都要从嗓子眼跳出来了，更严重者觉得头脑空空的，有时不自觉眩晕耳鸣，腰酸腿软，或总比常人多穿衣物仍觉怕冷，四肢时常冰凉，面色苍白，舌苔淡白，舌质胖嫩，脉沉细；或颜面红、烦热，汗出黏手，舌红少苔，脉细数。

【治疗法则】补肾摄纳。

【膏方选介】党参300g　黄芪200g　白术100g　山药100g　杜仲100g　菟丝子100g　仙灵脾150g　桑寄生150g　黄精120g　射干100g　黄荆子150g　蒲公英100g　开金锁300g　桑白皮300g　淡附片30g　熟地100g　胡颓叶300g　全蝎30g　蜈蚣30g　补骨脂120g　落得打300g　白果150g　浙贝母150g　麦冬150g　玉竹150g　佛耳草150g　苍耳子150g　辛夷150g　焦山楂100g　炒谷芽300g　生晒参30g　阿胶250g　龟板胶250g　铁皮枫斗20g　蛤蚧2对　胎盘粉60g　冰糖250g

【制膏方法】按上篇中常规制膏方法，阿胶、龟板胶、细料（生晒参粉、铁皮枫斗粉、蛤蚧粉、胎盘粉）、冰糖收膏。

【随症加减】若面色苍白、动动就气短、全身困倦感明显、怕冷者，加仙茅等。

若腰酸背痛、口干盗汗者，可加生地、独活等。

若时时觉得气不够用，加胡桃肉、冬虫夏草、沉香等。

若胸闷、心悸等，可加紫苏子、旋覆花、瓜蒌皮、丹参、红花等。

若腹胀胃胀恶心者，加枳实、枳壳、青皮、旋覆花等。

【服用方法】早中晚各服用一次，或每日两次，可随自己的情况而定。宜空腹时服用。如果空腹服用后胃胀闷、胃痛，也可餐后半小时至1小时左右服用，每次1～2调羹，即30～50ml，温开水化开，稀释，再用微波炉热一下或煮沸一下。

（1）哮喘病人平时要多吃蔬菜水果如萝卜、白菜等，有清肺化痰的作用，多饮热水可稀释痰液。

（2）饮食中忌食或少食虾、蟹、香菜、麦类、蛋、牛奶等可能引起哮喘发作或腹胀、致使呼吸困难的食物。

（3）忌抽烟、喝酒，也应注意避免被动吸烟，不食用产气及辛辣刺激性食物，如果经多次体验确定对某种食物过敏，应尽量避免再次接触。

第三节　反复感冒

感冒多发于初冬，但任何季节均可发生。应用膏方对易感冒、反复感冒者具有提高免疫力、增强体质的作用，可以明显减少感冒次数，减轻原有慢性疾病的发作，疗效显著。对于单纯反复感冒者，注重辨别体质，注重阴阳平衡，益气固表；对于兼有慢性呼吸系统疾病者，扶正祛邪应贯穿膏方治疗中。

体虚感冒膏方尤其应注重顾护脾胃之气。脾胃乃后天之本，饮食药饵全赖此以受气取汁，化生精微，传导运化。补肾气填肾精之药多滋腻之剂，易碍滞中州之健运，又有胃肠素薄之人不耐苦寒之养阴之品。故处方中时常于滋腻药中配伍砂仁、焦山楂、六神曲、谷芽、麦芽消导运化；补气药中参以陈皮、枳壳、川楝子、佛手以免参芪之横中；胃肠薄弱者，则避免使用大黄、石膏等苦寒药；养阴药中则应注意生地、玄参等易引起腹泻的药物的使用，再入茯苓、白豆蔻、白扁豆、台乌药、益智仁等药健脾益胃，则无大碍。此节主要讨论成年人的反复感冒膏方治疗。

气虚证

【临床表现】较常人容易出汗，怕风，室内外温度差异明显或气候更替变化而诱发，易打喷嚏、流清水鼻涕，时常鼻塞，说话声低，常常觉得身体疲乏，动不动就出汗，咳痰清稀色白，面色发白，舌质淡胖苔薄白，脉虚大无力。

【治疗法则】补气固表。

【膏方选介】生晒参50g （另煎汁冲入）党参100g　焦白术100g　生黄芪100g　茯苓100g　炙甘草30g　制黄精100g　炒当归100g　炒白芍100g　生地黄100g　枸杞子100g　白扁豆100g　炒山药100g　陈皮100g　制半夏60g　西砂仁30g　广木香60g　制香附100g　广郁金100g　青防风100g　辛夷花60g　苍耳子60g　香白芷100g　鸡内金100g　炒山楂100g　红枣30个　阿胶250g　龟板胶250g　铁皮枫斗20g　冰糖250g

【制膏方法】按上篇中常规制膏方法，阿胶、龟板胶、铁皮枫斗粉、冰糖收膏。

【服用方法】早中晚各服用一次，或每日两次，可随自己的情况而定。宜空腹时服用。如果空腹服用后胃胀闷、胃痛，也可餐后半小时至1小时左右服用，每次1～2调羹，即30～50ml，温开水化开，稀释，再用微波炉热一下或煮沸一下。

阳虚证

【临床表现】自身感觉怕冷、手脚冰凉，喜欢喝热水吃热饭，大便稀，不成形，一天好几次，舌淡胖苔白滑，脉沉迟无力。

【治疗法则】温阳固表。

【膏方选介】党参100g　焦白术100g　生黄芪100g　茯苓100g　炙甘草30g　制黄精100g　仙灵脾200g　仙茅150g　淡附片90g　细辛20g　淡干姜60g　杜仲150g　炒当归100g　炒白芍100g　生地黄100g　桔梗60g　白扁豆100g　炒山药100g　炒陈皮100g　制半夏60g　西砂仁30g　广木香60g　制香附100g　广郁金100g　青防风100g　荆芥100g　辛夷花60g　苍耳子60g　香白芷100g　鸡内金100g　炒山楂100g　红枣30个　生晒参30g　阿胶250g　龟板胶250g　铁皮枫斗20g　核桃肉250g　冰糖250g

【制膏方法】按上篇中常规制膏方法，阿胶、龟板胶、铁皮枫斗粉、生晒参粉、核桃肉粉、冰糖收膏。

【服用方法】早中晚各服用一次，或每日两次，可随自己的情况而定。宜空腹时服用。如果空腹服用后胃胀闷、胃痛，也可餐后半小时至1小时左右服用，每次1～2调羹，即30～50ml，温开水化开，稀释，再用微波炉热一下或煮沸一下。

阴虚证

【临床表现】自身感觉口燥咽干，两颧发红，手脚心发烫易出汗，喜欢握着冰冷的东西，心中烦躁，有些人还有睡着时常常出汗、睡醒后汗就没了，大便干结，舌红少津或少苔，脉细数。

【治疗法则】滋阴益气固表。

【膏方选介】生黄芪120g　党参100g　焦白术100g　南沙参180g　麦冬180g　玉竹180g　制黄精100g　炒当归100g　炒白芍100g　生地黄100g　瓜蒌皮120g　白扁豆100g　炒山药100g　陈皮100g　制半夏120g　广木香60g　制黄精180g　制香附100g　广郁金100g　牛蒡子90g　连翘90g　黄芩180g　女贞子120g　生地黄150g　百合120g　浙贝母150g　青防风100g　淡竹茹60g　鸡内金100g　炒山楂100g　红枣20个　甘草60g　生晒参30g　阿胶250g　龟板胶250g　铁皮枫斗20g　冰糖250g　核桃肉250g

【制膏方法】按上篇中常规制膏方法，阿胶、龟板胶、铁皮枫斗粉、生晒参粉、核桃肉粉、冰糖收膏。

【服用方法】早中晚各服用一次，或每日两次，可随自己的情况而定。宜空腹时服用。如果空腹服用后胃胀闷、胃痛，也可餐后半小时至1小时左右服用，每次1~2调羹，即30~50ml，温开水化开，稀释，再用微波炉热一下或煮沸一下。

小贴士

（1）建议平时加强体育锻炼，规律作息，规则饮食，保持心情愉快。

（2）可以尝试冷水洗脸，尽量少去人口密集的场所如医院、电影院、商场等。

（3）建议多吃蔬菜水果及易消化食物，平素应保证饮食均衡和大便通畅。

（4）保持良好的个人及环境卫生，避免过度疲劳。

第四节　支气管扩张

支气管扩张以反复咳嗽、咯大量黄脓痰，痰色浊腥臭或痰血为主症，伴潮热盗汗、颧红口干、乏力自汗怕热等症状。本病用药时一般均酌情加入养阴清热药，而近期频繁出血者应避免，或以平和的太子参代替黄芪、党参等。收膏时则尽量减少阿胶用量，而以龟甲胶、鳖甲胶为主，总之力避温燥。

痰热蕴肺证

【临床表现】咳嗽频繁，咯大量黄脓痰，咳剧时痰血色鲜红，伴发热、口干咽燥、胸闷烦热，舌红苔黄脉滑数。

【治疗法则】润肺化痰，清热凉血止咳。

【膏方选介】桑白皮300g 白果300g 白及200g 山药150g 三七50g 紫菀100g 款冬100g 木蝴蝶100g 天竺子150g 秦皮100g 芦根150g 黄芩100g 南沙参100g 北沙参100g 麦冬100g 石斛100g 金银花90g 连翘100g 知母100g 生地200g 山茱萸100g 制黄精100g 制首乌90g 生黄芪200g 赤芍100g 阿胶300g 龟板胶300g 鳖甲胶300g 冰糖500g 枇杷叶胶240g 铁皮枫斗20g 蛤蚧2对 胎盘粉60g

【制膏方法】按上篇中常规制膏方法，阿胶、龟板胶、鳖甲胶、枇杷叶胶、铁皮枫斗粉、蛤蚧粉、胎盘粉、冰糖收膏。

【服用方法】早中晚各服用一次，或每日两次，可随自己的情况而定。宜空腹时服用。如果空腹服用后胃胀闷、胃痛，也可餐后半小时至1小时左右服用，每次1～2调羹，即30～50ml，温开水化开，稀释，再用微波炉热一下或煮沸一下。

肺阴亏耗证

【临床表现】反复痰中带血，有时鲜红色有时咖啡色，痰多咳吐不畅，胸闷不舒，口干咽干，自觉胸中烦热，精神尚可但仍觉疲倦，舌红少苔，脉细。

【治疗法则】养肺和营。

【膏方选介】南沙参300g 北沙参300g 麦冬300g 玉竹300g 杜仲150g 枸杞子150g 百部90g 黄芩100g 女贞子300g 制首乌150g 黄精300g 青黛30g 炒山栀100g 胡颓叶150g 黄荆子300g 野荞麦根300g 紫菀150g 款冬花150g 党参300g 生黄芪200g 仙灵脾150g 巴戟天150g 熟地

黄200g　山茱萸150g　怀山药150g　蒲公英300g　天花粉300g　石斛300g　旱莲草300g　僵蚕100g　阿胶200g　龟甲胶200g　西洋参60g　胎盘粉60g　蛤蚧2对　饴糖250g　冰糖250g　铁皮枫斗20g

【制膏方法】按上篇中常规制膏方法，阿胶、龟板胶、西洋参粉、铁皮枫斗粉、蛤蚧粉、胎盘粉、饴糖、冰糖收膏。

【服用方法】早中晚各服用一次，或每日两次，可随自己的情况而定。宜空腹时服用。如果空腹服用后胃胀闷、胃痛，也可餐后半小时至1小时左右服用，每次1～2调羹，即30～50ml，温开水化开，稀释，再用微波炉热一下或煮沸一下。

小贴士

（1）病人注意寒温适度，起居有节，饮食宜清淡、多食蔬菜、忌油腻厚味。

（2）多吃水果如柑桔、梨、枇杷等，均有润肺生津化痰的作用。

（3）每日可用薏苡仁煨粥食之，并取鲜芦根煎汤代茶。

（4）禁烟酒及辛辣食物如韭菜、辣椒、葱、姜、蒜、黄鱼、虾、螃蟹，一旦发病应及早治疗，力求减轻病情。

第五节　间质性肺炎

肺络痹阻是肺纤维化的基本病理改变。多因肺肾亏虚致络中气血不足；或因邪毒入络，肺中血行迟滞、经脉失养、痰瘀互结阻于络中而成。肺病虚损，病殃及肾，或肾气虚弱、肾经亏耗，不能纳气归元，气浮于上，本虚标实是本病的基本病机。临床多见咳嗽、呼吸困难、甚则喘息、唇舌紫暗，消瘦，治时守通补之法。通则祛肺络中痰凝败瘀，其势较平常之痰凝败瘀更甚者，故痹阻肺络。用药当宜坚峻，力求中病。本虚则当养肺阴补肾气。而本病之邪势猖戾，邪盛则精却，故当重视补肾填精，以养精气、培本固元。反复发作的间质性肺炎使用糖皮质激素时需严格按照临床医生的医嘱。中医药在对该病的干预中一个明显的优势就是帮助病人更顺利地撤减激素，而辨证论治时多以本虚标实论治，本方基本循此思路而为。

【临床表现】反复咳嗽，干咳或少痰，色白质黏，伴有喘息，活动后较明显，咽干口干，常见口腔溃疡、手脚皮肤干燥，或伴低热，乏力感明显，或伴怕冷出汗，易感冒，舌淡薄苔白，脉细滑或舌红苔薄，脉细无力。

【治疗法则】补益肺肾，软坚通络。

【膏方选介】京三棱150g　莪术150g　生半夏150g　生南星150g　胡颓叶150g　蜈蚣30g　全蝎30g　僵蚕100g　仙灵脾150g　仙茅150g　肉苁蓉150g　野荞麦根300g　巴戟天150g　杜仲150g　枸杞子150g　南沙参300g　北沙参300g　麦冬300g　玉竹300g　女贞子300g　制首乌150g　制黄精300g　生地200g　天花粉300g　龟板150g　鳖甲150g　肥知母100g　生黄芪200g　阿胶350g　龟板胶150g　白参150g　蛤蚧2对　西洋参50g　胎盘粉60g　藏红花5g　冰糖250g

【制膏方法】按上篇中常规制膏方法，阿胶、龟板胶、白参粉、西洋参粉、蛤蚧粉、胎盘粉、藏红花粉、冰糖收膏。

【服用方法】早中晚各服用一次，或每日两次，可随自己的情况而定。宜空腹时服用。如果空腹服用后胃胀闷、胃痛，也可餐后半小时至1小时左右服用，每次1～2调羹，即30～50ml，温开水化开，稀释，再用微波炉热一下或煮沸一下。

病人在治疗期间最好不要吃辛辣、油腻、煎炸等刺激性食物，如辣椒、火锅、麻辣烫、水煮鱼、奶油等，以避免加重病情，要积极戒烟戒酒，不要吃腌制或霉变的食物。

本章参考文献

1. 吴银根，唐斌擎. 肺纤煎治疗肺纤维化的探讨. 上海中医药大学学报，2005，19（5）：3–5.

2. 吴银根工作室. 吴银根学术经验撷英［M］. 上海：上海中医药大学出版社，2009. 2

3. 张伯臾，董建华，周仲瑛. 中医内科学［M］. 上海：上海科学技术出版社，1984. 9

4.《Global strategy for the diagnosis，management，and prevention of chronic obstructive pulmonary disease（Updated 2015）》http：//www. goldcopd. org/guidelines-globalstrategy-or-diagnosis-management. html

5. 中华医学会呼吸病学分会慢性阻塞性肺疾病学组. 慢性阻塞性肺疾病诊治指南（2013 年修订版）［J］. 中华结核和呼吸杂志，2013，36（4）：1-10.

（编者：折哲）

第三章 消化系统疾病

第一节 慢性非萎缩性胃炎

慢性胃炎是由各种病因引起的胃黏膜慢性炎症。慢性胃炎中大部分属慢性非萎缩性胃炎，其指不伴有胃黏膜萎缩性改变、胃黏膜层见以淋巴细胞和浆细胞为主的慢性炎症细胞浸润的慢性胃炎，幽门螺杆菌感染是这类慢性胃炎的主要病因。由幽门螺杆菌引起的慢性胃炎多数病人没有明显的症状；有症状的病人主要表现为上腹痛或不适、上腹胀、早饱、嗳气、恶心等症状。胃镜检查并同时取活组织作组织学病理检查是最可靠的诊断方法。治疗慢性非萎缩性胃炎，西医学比较注重根除幽门螺杆菌治疗。但是，临床观察发现，有些病人的幽门螺杆菌检查常反复阳性，对症治疗效果也不是很稳定。慢性非萎缩性胃炎属中医学“胃脘痛”“痞证”“反胃”“泛酸”等病的范围。中医膏方在治疗此类疾病方面还是有比较多的优势，常用于肝气犯胃、脾胃虚弱及胃阴亏虚类的治疗，对于幽门螺杆菌阳性者亦能够起到治疗及防止复发的效果。当然，由于本病病因复杂，除了药物治疗，调节不良情绪、养成良好生活习惯对疾病的康复也很重要。

肝气犯胃证

【临床表现】胃脘部发胀或者疼痛，有些人会讲胃部梗住了，胃痛会牵到两胁，胃部觉得饱、堵塞感，很多病人会讲吃了东西后胃里面堵得慌、东西下不去一样，碰到心情郁闷时这些症状就会更加明显，打了嗝或放了屁就会舒服些，可能还有恶心呕吐表现，有时还会出现酸水从胃里面返上来，这样的病人喜欢时不时叹口气，叹了气就觉得人舒服点；舌质淡红，苔薄白，脉弦。

【治疗法则】疏肝和胃，理气止痛。

【膏方选介】柴胡200g 白芍200g 枳实200g 炙甘草100g 佛手150g 当归120g 广郁金200g 广木香200g 八月札150g 夜交藤300g 合欢皮300g 焦山楂200g 鸡屎藤300g 香附120g 紫苏梗120g 蒲公英200g 蜂蜜300g

【制膏方法】按上篇中常规制膏方法，蜂蜜收膏。

【随症加减】如果肝郁有化热的表现，例如口苦口干，偶尔胃里面还会有灼热感等，在上方的基础上加丹皮、栀子、黄连、吴茱萸等。

如果伴有脾虚，出现吃得不多，肚子容易发胀，大便不成形，舌体偏大，加用白术、茯苓等健脾益气药物。

【服用方法】每日2次，在早餐前1小时和晚餐后2小时，每次约15ml，用热开水化开，温服。

【注意事项】除上篇中提及的注意事项，另注意保持心情舒畅，配合舒缓的运动更利于病情好转。

脾胃虚弱证

【临床表现】胃痛的感觉并不很重，就是平常讲的隐隐作痛，痛的时候喜欢按住胃部、或者喝点热开水，这样都能稍微缓解一下，有些会有胃胀的感觉，吃了东西就更明显，食欲不太好，吃得也不多；有些人能吃，但不长肉、偏瘦，面色无华，精神不太好，老是感觉没力气，做事也容易觉得累，大便溏薄、不成形；口里一般不会发干发苦；舌质淡胖，苔白或腻，脉缓无力。

【治疗法则】健脾益气，和胃温中。

【膏方选介】广木香120g 砂仁50g（研末，备用） 党参300g 茯苓300g 炒白术200g 炙甘草120g 陈皮120g 法半夏80g 益智仁100g 菟丝子100g 生姜200g 红枣300g 香附120g 鸡屎藤300g 五指毛桃400g 吴茱萸100g 黄连20g 焦山楂200g 紫苏梗120g 蜂蜜100g 饴糖400g

【制膏方法】按上篇中常规制膏方法，蜂蜜、饴糖并砂仁粉调入收膏。

【随症加减】如果兼夹有热，出现口苦，可加重黄连用量，加蒲公英、败酱草等；如果兼夹肝郁，加柴胡、白芍、枳壳、玳玳花等。

【服用方法】每日2次，在早餐前1小时和晚餐后2小时，每次约15ml，用热开水化开，温服。

【注意事项】除上篇中提及的注意事项，此类人群尤其注意饮食不可过于油腻难消化，尽量避免生冷寒凉之品。

胃阴亏虚证

【临床表现】胃脘疼痛，一般不会疼得很厉害，胃里面有灼热感，这类的胃痛多数在午后发作，饥饿的时候更明显，虽然觉得饥饿，又不太想吃，口干少津，有些人会有打嗝、干呕，这类人一般偏消瘦，兼见手足心热，大便干结，舌质红，无苔或花剥苔，脉细数，或虚数无力。

【治疗法则】滋阴养胃，生津清热。

【膏方选介】麦冬300g　生地200g　北沙参300g　玉竹200g　白芍300g　炙甘草150g　乌梅150g　杏仁100g　金银花120g　凤凰衣120g　鸡屎藤200g　生麦芽200g　香橼皮120g　乌贼骨200g　冰糖300g　蜂蜜150g　龟甲胶150g

【制膏方法】按上篇中常规制膏方法，蜂蜜、龟甲胶并冰糖调入收膏。

【随症加减】如果兼气虚，出现整个人容易疲乏无力，则加太子参、制黄精等。兼热邪明显，出现口苦尿黄等则加蒲公英、败酱草等。

【服用方法】每日2次，在早餐前1小时和晚餐后2小时，每次约15ml，用热开水化开，温服。

【注意事项】除上篇中提及的注意事项，此类人群尤其注意饮食尽量避免煎炸烧烤等辛燥之品。

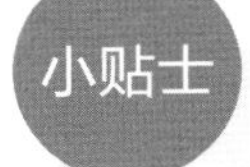

（1）病人注意寒温适度，起居有节，饮食宜清淡、多食蔬菜、忌油腻厚味。

（2）服用膏方可以从小量开始，逐渐加至常规用量，一旦中途有突发胃炎加重，须暂停膏方，先汤剂治疗后再服。

（3）平时的养护对慢性胃病的康复也很重要，切不可认为用了药就可以不保养。

第二节　慢性萎缩性胃炎

慢性萎缩性胃炎是指胃黏膜固有腺体萎缩、数量减少，黏膜层变薄，黏膜肌层变厚的疾病，常伴有糜烂、胆汁反流及不同程度的肠上皮化生和（或）异性增生。其发病随年龄增长而增加。西医药物治疗方面，除了有幽门螺杆菌感染者可以采取根除幽门螺杆菌治疗，其它多为对症治疗，且根除幽门螺杆菌治疗方面也存在诸如耐药、反复感染等问题，治疗效果并不满意。中医药在治疗慢性萎缩性胃炎方面积累了丰富的经验，且用膏方巩固中药汤剂的疗效尤其具有特色。

中医学中无慢性萎缩性胃炎的病名，根据其临床表现可归入“胃痛”、“胃痞”、“嘈杂”、“泛酸”、“嗳气”等，对其病因病机的认识主要有肝胃不和、脾胃虚弱、脾胃湿热、胃阴不足、胃络瘀阻等，在其症状表现突出时，我们建议进行中药汤剂辨证施治，等到主要症状缓解，再拟定个体膏方进行巩固，这样可以取得比较好的疗效。对于邪气较重的情形不建议服用膏方。这个病在临床表现上难以与慢性非萎缩性胃炎鉴别，只能通过做胃镜和病理鉴别，因此，治疗前还是要弄清楚病情。

肝气犯胃证

【临床表现】胃脘部发胀或者疼痛，有些人会讲胃部梗住了，胃痛会牵到两胁，胃部觉得饱、堵塞感，很多病人会讲吃了东西后胃里面堵得慌、东西下不去一样，碰到心情郁闷时这些症状就会更加明显，打了嗝或放了屁就会舒服些，可能还有恶心呕吐表现，这样的病人喜欢时不时叹口气，叹了气就觉得人舒服点；舌质淡暗，苔薄白，脉弦。

【治疗法则】疏肝理气，和胃止痛。

【膏方选介】柴胡150g　白芍200g　枳实150g　炙甘草100g　玳玳花150g　八月札150g　枸杞子150g　石见穿150g　半枝莲100g　半边莲100g　制首乌150g　合欢花100g　郁金120g　广木香60g　香附120g　藿梗120g　生麦芽150g　蜂蜜300g　饴糖100g

【制膏方法】按上篇中常规制膏方法，蜂蜜、饴糖收膏。

【随症加减】如果肝郁有化热的表现，例如口苦口干，偶尔胃里面还会有灼热感等，在上方的基础上加丹皮、栀子、黄连、吴茱萸等。

如果伴有脾虚，出现吃得不多，肚子容易发胀，大便不成形，舌体偏大，就要加用白术、茯苓等健脾益气药物。

【服用方法】每日2次，在早餐前1小时和晚餐后2小时，每次约15ml，用热开水化开，温服。

【注意事项】除上篇中提及的注意事项，另注意保持心情舒畅，配合舒缓的运动更利于病情好转。

脾胃虚弱证

【临床表现】胃痛的感觉并不很重，就是平常讲的隐隐作痛，痛的时候喜欢按住胃部、或者吃点东西、喝点热开水，这样都能稍微缓解一下，有些会有胃胀的感觉，吃了东西就更明显，食欲不太好，吃得也不多，有些人能吃，但不长肉、偏瘦，面色无华，精神不太好，老是感觉没力气，做事也容易觉得累，大便溏薄、不成形；口里一般不会发干发苦；舌质淡红，苔薄白，脉沉细。

【治疗法则】健脾益气，温中和胃。

【膏方选介】生黄芪300g　党参300g　炒白术200g　土茯苓300g　炙甘草150g　桂枝100g　白芍200g　莪术50g　石见穿100g　半枝莲100g　半边莲100g　龙眼肉150g　菟丝子100g　益智仁100g　香附100g　骨碎补100g　广木香60g　藿梗100g　蒲公英200g　蚕沙100g　炒谷芽150g　炒麦芽150g　蜂蜜100g　饴糖500g

【制膏方法】按上篇中常规制膏方法，蜂蜜、饴糖收膏。

【随症加减】如果兼夹有热，出现口苦，可加重蒲公英用量，加黄连、败酱草等。

如果兼夹肝郁，加柴胡、枳壳、玳玳花等。

气虚较重者可再加生晒参粉30g。

【服用方法】每日2次，在早餐前1小时和晚餐后2小时，每次约15ml，用热开水化开，温服。

【注意事项】除上篇中提及的注意事项，此类人群尤其注意饮食不可过于油腻难消化，尽量避免生冷寒凉之品。

胃阴亏虚证

【临床表现】胃脘疼痛，也不会疼得很厉害，胃里面有灼热感，这类的胃痛多数在午后发作，饥饿的时候更明显，虽然觉得饥饿，但又不太想吃，口干少津，有些人会有打嗝、干呕，有些可能会觉得胃里面有种似饥非饥的不适感，这类人一般偏消瘦，兼见手足心热，大便干结，舌红少津，脉细。

【治疗法则】养阴益胃，和中止痛。

【膏方选介】南沙参200g　北沙参200g　天门冬200g　麦门冬200g　生地200g　冰糖300g　半枝莲150g　半边莲150g　郁金150g　白芍200g　炙甘草100g　乌梅120g　桃仁60g　杏仁60g　玉竹200g　百合200g　乌药60g　生麦芽200g　蜂蜜200g　龟甲胶150g

【制膏方法】按上篇中常规制膏方法，蜂蜜、龟甲胶、冰糖收膏。

【随症加减】如果兼气虚，出现整个人容易疲乏无力，则加太子参、制黄精等。

兼热邪明显，出现口苦尿黄等则加蒲公英、败酱草等。

【服用方法】每日2次，在早餐前1小时和晚餐后2小时，每次约15ml，用热开水化开，温服。

【注意事项】除上篇中提及的注意事项，此类人群尤其注意饮食尽量避免煎炸烧烤等辛燥之品。

气虚血瘀证

【临床表现】这类病人会容易疲乏，整个人总是没力气，胃脘疼痛的感觉像针刺一样，疼痛总是固定在一个地方，胃部不喜欢按压，甚至按了就明显疼痛，晚上安静的时候疼痛发作较明显，有些人可能还有便血；舌暗红或紫暗，脉弦涩。很多经过汤剂治疗后没什么明显症状表现了，可以参考此类制定膏方。

【治疗法则】益气化瘀通络，和胃止痛。

【膏方选介】生黄芪200g　五指毛桃300g　当归100g　党参200g　川牛膝100g　五灵脂（包煎）100g　怀牛膝100g　续断120g　菟丝子120g　枳实

100g　炒白术200g　蒲黄100g　川楝子60g　元胡60g　丹参150g　砂仁30g（研，备）香附100g　藿梗100g　土茯苓300g　炙甘草100g　百合200g　鸡内金150g　阿胶200g　饴糖400g

【制膏方法】按上篇中常规制膏方法，阿胶、饴糖并砂仁粉调入收膏。

【服用方法】每日2次，在早餐前1小时和晚餐后2小时，每次约15ml，用热开水化开，温服。

【注意事项】除上篇中提及的注意事项，此类人群尤其注意适量运动、保持心情舒畅，避免进食生冷寒凉之品。此膏方含有五灵脂，尽量不要加人参进去。

小贴士

（1）病人注意寒温适度，起居有节，饮食宜清淡、多食蔬菜、忌油腻厚味。

（2）服用膏方可以从小量开始，逐渐加至常规用量，一旦中途有突发症状加重，须暂停膏方，先汤剂治疗后再服。

（3）此类病证首要的目标是控制病情进展，应该定期复查，尤其是伴有中度以上的肠上皮化生和（或）异性增生须注意复查。

第三节　胃溃疡

位于贲门至幽门之间的慢性溃疡称之为胃溃疡（gastric ulcer，GU），是消化性溃疡的一种。溃疡的黏膜缺损超过黏膜肌层，不同于糜烂。胃溃疡病病人可以完全没有症状，因此一些病人系在偶然情况下被发现。另外一些病人仅在发生严重并发症，如胃穿孔或出血以后才被发现。上腹痛是主要症状，性质可为钝痛、灼痛、胀痛、剧痛或饥饿样不适感。疼痛有典型的节律性，表现为在餐后约1小时发生，经1~2小时后逐渐缓解，至下次进餐后再重复上述节律。

但是一些不典型症状，如食欲不振、饭后胀满、恶心和呕吐也颇为常见。这些不典型症状的出现不一定标志着梗阻的发生，因为它们在没有发生这一并发症时便可出现。反酸和烧心也很常见。胃溃疡病的症状往往迁延。对内科治疗反应不好。并且时常复发。即使对一些比较明确的由幽门螺杆菌感染引起的溃疡，根除幽门螺杆菌虽然能提高整体治疗效果，但还是有部分病人不能取得理想的效果，也存在反复发作的情况。本病在中医学中常归入“胃脘痛”范围。初期以肝郁气滞、胃中郁热多见，后期以脾胃虚寒、阴虚内热最为多见。在溃疡的活动期，我们不主张使用膏方进行治疗，而是建议用中药汤剂。建议在巩固治疗效果，防止复发时积极应用膏方，效果一般较好。

肝郁气滞证

【临床表现】胃脘部发胀或者疼痛，有些人会讲胃部梗住了，胃痛会牵到两胁，胃部觉得饱、堵塞感，很多病人会讲吃了东西后胃里面堵得慌、东西下不去一样，碰到心情郁闷时这些症状就会更加明显，打了嗝或放了屁就会舒服些，可能还有恶心呕吐表现，这样的病人喜欢时不时叹口气，叹了气就觉得人舒服点；比较多的人有胃里发烧的感觉，口里有酸水冒上来，大便不爽，舌质淡暗，苔薄白，脉弦。

【治疗法则】疏肝理气，和胃止痛。

【膏方选介】柴胡150g　白芍200g　枳实100g　炙甘草100g　鱼腥草100g　败酱草100g　紫花地丁100g　玫瑰花100g　黄连60g　瓜蒌皮150g　法半夏60g　女贞子120g　旱莲草120g　香附100g　紫苏梗100g　合欢皮150g　青皮60g　陈皮60g　当归60g　蜂蜜300g　饴糖100g

【制膏方法】按上篇中常规制膏方法，阿胶、饴糖收膏。

【随症加减】如果伴有脾虚，出现吃得不多，肚子容易发胀，大便不成形，舌体偏大，就要加用白术、茯苓等健脾益气药物。

如果口干明显，有嘈杂、似饥非饥的表现，加百合、麦冬、乌药等。

【服用方法】每日2次，在早餐前1小时和晚餐后2小时，每次约15ml，用热开水化开，温服。

【注意事项】除上篇中提及的注意事项，此类人群尤其注意保持心情舒畅，适量进行舒缓的运动，避免进食生冷寒凉之品。

阴虚内热证

【临床表现】胃脘疼痛，经常胃里面有灼热感，这类的胃痛多数在午后发作，饥饿的时候更明显，虽然觉得饥饿，但又不太想吃，可能还有胃里发胀的情况，口干咽燥，有些人会有打嗝、干呕，有时还会出现酸水从胃里面反上来，有些可能会觉得胃里面有种似饥非饥的不适感，这类人一般偏消瘦，兼见手足心热，大便干结、甚至跟羊粪样，舌红少津，脉细。

【治疗法则】滋阴生津，养胃和中。

【膏方选介】北沙参300g　天门冬200g　麦门冬200g　生地200g　玉竹200g　枸杞子150g　女贞子200g　百合200g　乌药60g　败酱草100g　紫花地丁100g　蒲公英100g　乌梅100g　杏仁60g　乌贼骨150g　浙贝母100g　佛手100g　甜菊叶10g　生麦芽150g　枇杷叶150g　郁金100g　鱼腥草100g　蜂蜜400g　龟甲胶150g

【制膏方法】按上篇中常规制膏方法，蜂蜜、龟甲胶收膏。

【随症加减】如果兼气虚，出现整个人容易疲乏无力，则加太子参、制黄精等。

【服用方法】每日2次，在早餐前1小时和晚餐后2小时，每次约15ml，用热开水化开，温服。

【注意事项】除上篇中提及的注意事项，此类人群尤其注意饮食尽量避免煎炸烧烤等辛燥之品。

脾胃虚寒证

【临床表现】单纯脾胃虚弱类的表现与胃炎的表现差不多，但胃溃疡更多见脾胃虚寒，因此，这类病人主要表现在脾胃虚弱的基础上伴有各种“寒、虚”的表现，常见胃部作痛，隐痛绵绵，口中不停冒口水，上腹部喜暖怕冷，四肢不温，倦怠乏力，如遇寒气外袭，症状会加剧发作，喜温热饮食，得温食后能稍缓解，舌质淡，苔薄白，脉细软无力。

【治疗法则】健脾益气，温阳和胃止痛。

【膏方选介】生黄芪300g　生晒参100g　炒白术150g　茯苓150g　当

归60g　远志60g　龙眼肉100g　广木香60g　吴茱萸60g　黄连10g　蒲公英150g　生薏仁200g　补骨脂100g　菟丝子100g　续断100g　鸡内金100g　神曲100g　砂仁40g（研末，备用）炙甘草60g　饴糖500g　鹿角胶60g

【制膏方法】按上篇中常规制膏方法，饴糖、鹿角胶并砂仁粉调入收膏。

【服用方法】每日2次，在早餐前1小时和晚餐后2小时，每次约15ml，用热开水化开，温服。

【注意事项】除上篇中提及的注意事项，此类人群尤其注意饮食不可过于油腻难消化，尽量避免生冷寒凉之品。

小贴士

（1）病人注意寒温适度，起居有节，饮食宜清淡、多食蔬菜、忌油腻厚味。

（2）胃溃疡病人服用膏方的目的是巩固治疗和防止再发，因此建议连续至少3个冬季服用膏方。

（3）胃溃疡者有一小部分可能转变为胃癌，因此，一旦反复难愈者更须密切观察，以便于恶变时及时采取针对措施。

第四节　功能性便秘

便秘，一般即指慢性便秘，主要是指粪便干结、排便困难或不尽感以及在不用通便药时完全排空粪便的次数明显减少等。上述症状若同时存在2种以上时，可诊断为症状性便秘。医师和病人对便秘的概念认识上有一定差异。排便次数减少、困难或排不尽感和粪便干结坚硬，这三种症状及其组合在每位病人身上的主要表现的程度不同，其自身感受也不同。通常以排便频率减少为主，一般每2~3天或更长时间排便一次（或每周<3次）即为便秘。对一组健康人调查结果表明，排便习惯多为每日1~2次或每1~2日1次，粪便多为成型或软便。因此，必须结合粪便的性状、本人平时排便习惯和排便有无困难作出有无便秘的判断。便秘的病因包括功能性和器质性两种。如能排除便秘的器质性病因，

如胃肠道疾病、累及消化道的系统性疾病如糖尿病、神经系统疾病等引起，即可诊断为功能性便秘。

本病中医学归入“便秘”范围进行辨证治疗。其主要病因病机有肠胃积热、气机郁滞、阴亏血少、阴寒凝滞等，少数与痰、瘀有关。对于病程较短者，一般运用汤剂辨证治疗可取得较好疗效。病程长者，尤其是属虚性便秘者，则比较适合选用膏方进行调治，以下主要介绍四类虚性的便秘，属复合类型的可以参考进行加减。

阴虚证

【临床表现】大便干结难解，南方的病人常讲大便跟兔子屎一样，北方的病人会讲大便跟羊粪一样；口干舌燥，口渴喜饮，眩晕咽干，舌质红或偏红，少津，脉细数。

【治疗法则】养阴生津，润肠通便。

【膏方选介】生白芍300g 炙甘草100g 天门冬200g 生地200g 北沙参300g 火麻仁150g 桑叶300g 黑芝麻150g（研末，备用）秦艽150g 桔梗60g 枳壳100g 杏仁100g 桃花60g 生麦芽100g 蜂蜜400g 龟甲胶100g

【制膏方法】按上篇中常规制膏方法，蜂蜜、龟甲胶并黑芝麻粉调入收膏。

【随症加减】合并气虚加黄芪等。

【服用方法】每日2次，在早餐前1小时和晚餐后2小时，每次约15ml，用热开水化开，温服。

【注意事项】除上篇中提及的注意事项，此类人群尤其注意饮食尽量避免煎炸烧烤等辛燥之品。

血虚证

【临床表现】大便干结，面色看起来没什么光泽，容易出现头晕目眩、手足发麻、心悸，健忘，有些人会有失眠多梦的情况，女性还会表现出月经量少色淡；舌质淡，脉细。

【治疗法则】养血润燥通便。

【膏方选介】熟地200g　生地150g　当归200g　川芎100g　白芍200g　柏子仁150g　制首乌150g　枸杞子150g　桃花60g　鸡内金100g　炒谷芽100g　炒麦芽100g　陈皮100g　酸枣仁150g　白术100g　阿胶300g　蜂蜜100g　红糖300g

【制膏方法】按上篇中常规制膏方法，蜂蜜、阿胶收膏。

【服用方法】每日2次，在早餐前1小时和晚餐后2小时，每次约15ml，用热开水化开，温服。

【注意事项】除上篇中提及的注意事项，此类人群尤其注意饮食尽量避免煎炸烧烤等辛燥之品。

阳虚证

【临床表现】大便干涩难解，四肢欠温，怯寒喜暖，面色青白，腰膝酸冷，或腹中隐痛喜热敷，舌质淡，苔白润，脉沉迟无力。

【治疗法则】温阳通便。

【膏方选介】肉苁蓉300g　制附片30g　肉桂粉15g　当归150g　怀牛膝150g　枳壳100g　升麻100g　泽泻100g　桃仁60g　熟地200g　怀山药150g　山萸肉100g　党参150g　白术100g　茯苓100g　核桃仁200g（研末，备用）菟丝子150g　蜂蜜100g　鹿角胶300g　红糖300g

【制膏方法】按上篇中常规制膏方法，蜂蜜、鹿角胶并核桃粉调入收膏。

【服用方法】每日2次，在早餐前1小时和晚餐后2小时，每次约15ml，用热开水化开，温服。

【注意事项】除上篇中提及的注意事项，此类人群尤其注意饮食不可过于油腻难消化，尽量避免生冷寒凉之品。

气虚证

【临床表现】便秘不畅，粪质并不干硬，虽有便意，但临厕则努挣不出，挣则汗出气短，便后乏力，平时面色苍白，精神疲乏，舌淡嫩，苔白，脉弱。

【治疗法则】补气润肠通便。

【膏方选介】生黄芪300g　生白术600g　党参150g　当归100g　陈皮60g　升麻100g　枳壳100g　鸡屎藤150g　炒谷芽100g　炒麦芽100g　炙甘草60g　火麻仁150g（打破）饴糖300g　龟甲胶50g　五指毛桃400g　鹿角胶50g　霞天胶100g

【制膏方法】按上篇中常规制膏方法，饴糖、霞天胶、鹿角胶、龟甲胶收膏。

【服用方法】每日2次，在早餐前1小时和晚餐后2小时，每次约15ml，用热开水化开，温服。

【注意事项】除上篇中提及的注意事项，此类人群尤其注意饮食不可过于油腻难消化，尽量避免生冷寒凉之品。

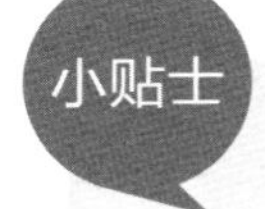

（1）功能性便秘的诊断是建立在排除便秘的器质性病因，因此服用膏方前明确诊断很重要。

（2）良好的排便习惯有助于便秘的治疗，因此在服用药物的同时，养成好的习惯是治疗的基础。

（3）除了服用膏方，可根据不同的体质类型选择相应的食物进行日常食疗。

第五节　溃疡性结肠炎

溃疡性结肠炎一般起病缓慢，少数急骤。病情轻重不一。易反复发作，发作的诱因有精神刺激、过度疲劳、饮食失调、继发感染等。血性腹泻是溃疡性结肠炎最主要的症状，粪中含血、脓、黏液。腹痛多局限左下腹或下腹部，轻症者亦可无腹痛，随病情发展腹痛加剧，排便后可缓解。里急后重系由于炎症刺激直肠所致，并常有骶部不适。消化不良时常表现厌食、饱胀、打嗝、上腹不适、恶心、呕吐等。

按病情程度划分，有轻度、中度和重度的区别。轻度最常见，起病缓慢，排便次数增加不多，粪便可成形，血、脓和黏液较少，腹痛程度较轻，全身症状和体征少。重度起病急骤，有显著腹泻、便血、贫血、发热、心跳快、厌食、体重减轻，甚至发生脱水和虚脱等毒血症状。中度介于轻度和重度之间。按临床活动性可分为活动期和缓解期。

本病归属于中医学“泄泻”、“肠风”、“痢疾”等范畴。在病情较重时建议中药汤剂治疗，而中医膏方建议在病情缓解期或轻度活动期运用。因此，本节主要介绍脾胃虚弱、脾肾阳虚、肝郁脾虚和阴血亏虚的膏方治疗，以下各类可能都会兼夹有瘀血的情况，可酌情加活血化瘀的药物。

脾气虚弱证

【临床表现】大便时溏时泻，迁延反复，粪便带有黏液或脓血，常见食欲不太好、吃得也少；而有一部分人反而食欲不差、食量也不小，但就是不长肉；腹胀，按起来软软的，整个人没什么精神，看起来总是没力气的样子，做事劲头不大，也不太愿意多说话，说多了话以后人会觉得比较累；舌质淡胖或边有齿痕，苔薄白，脉细弱或濡缓。

【治疗法则】健脾渗湿，清肠止泻。

【膏方选介】生黄芪300g　生晒参100g　白术200g　陈皮150g　当归120g　刘寄奴150g　三七粉60g　三棱100g　莪术100g　白扁豆200g　炙甘草100g　红藤150g　败酱草150g　补骨脂150g　杜仲150g　炒谷芽150g　炒麦芽150g　冰糖400g　霞天胶300g　阿胶100g

【制膏方法】按上篇中常规制膏方法，冰糖、霞天胶、阿胶并三七粉调入收膏。

【随症加减】兼阳虚可参考脾肾阳虚证加用药物；兼阴虚可参考阴血亏虚证加用药物。

【服用方法】每日2次，在早餐前1小时和晚餐后2小时，每次约15ml，用热开水化开，温服。

【注意事项】除上篇中提及的注意事项，此类人群尤其注意饮食不可过于油腻难消化，尽量避免生冷寒凉之品。

脾肾阳虚证

【临床表现】除了具有一般脾气虚弱证的一些表现，同时有“肾虚”和“寒”的表现，主要是反复发作的腹泻，肚子隐痛，热敷或按揉后缓解，腹胀，腰酸膝软，吃得少，怕冷，手脚冰凉，提不起精神，不愿说话，舌质淡，或有齿痕，苔白润，脉沉细或尺弱。

【治疗法则】健脾温肾止泻。

【膏方选介】生黄芪300g　红参60g（研，备）炒白术200g　肉豆蔻100g　补骨脂100g　仙灵脾100g　仙鹤草150g　红藤150g　六月霜150g　炙甘草100g　熟地150g　当归100g　巴戟天100g　刘寄奴150g　蛇床子150g　阿胶100g　鹿角胶300g　饴糖500g

【制膏方法】按上篇中常规制膏方法，饴糖、鹿角胶、阿胶并红参粉调入收膏。

【服用方法】每日2次，在早餐前1小时和晚餐后2小时，每次约15ml，用热开水化开，温服。

【注意事项】除上篇中提及的注意事项，此类人群尤其注意饮食不可过于油腻难消化，尽量避免生冷寒凉之品。

肝郁脾虚证

【临床表现】每遇情绪紧张或抑郁烦躁之时就容易腹泻，肚子一痛就想拉肚子，拉完后肚子痛就缓解，食量偏小或正常，胸部、两胁会有胀痛，打嗝，可能会有容易感觉疲乏、没精神，舌质淡红，边有齿痕，苔白，脉弦或弦细。

【治疗法则】疏肝健脾，清肠止泻。

【膏方选介】炒白术300g　炒白芍300g　防风150g　青陈皮各150g　葛根150g　广木香150g　柴胡150g　苍术200g　炒山药200g　六月霜150g　茯苓200g　焦山楂200g　焦神曲200g　扁豆衣150g　玫瑰花30g　绿梅花30g　炙甘草50g　刘寄奴150g　红藤150g　败酱草150g　饴糖400g　鹿角胶200g

【制膏方法】按上篇中常规制膏方法，饴糖、鹿角胶收膏。

【随症加减】舌苔偏厚腻，或湿邪较明显的其它表现，加炒薏仁、猪苓等。

热象明显，如口干口苦尿黄，去鹿角胶，用龟甲胶100g。

【服用方法】每日2次，在早餐前1小时和晚餐后2小时，每次约15ml，用热开水化开，温服。

【注意事项】除上篇中提及的注意事项，此类人群尤其注意饮食不可过于油腻难消化，尽量避免生冷寒凉之品。

阴血亏虚证

【临床表现】大便量偏少或少量脓血便，腹痛隐隐，午后发热，体温不一定升高，自觉身体发热更多见，气候不热时晚上睡觉也出汗，手心脚心觉得发热，喜欢摸着冷的东西觉得舒服些，心里觉得烦，口干咽燥；头晕眼花；舌红少苔，脉细数。

【治疗法则】滋阴养血，清热化湿。

【膏方选介】黄连100g　炮姜30g　阿胶200g　当归30g　炒白芍200g　白头翁100g　秦皮100g　槐花100g　刘寄奴100g　六月霜150g　炙甘草100g　女贞子150g　旱莲草150g　鸡内金150g　陈皮60g　血余炭100g　黄明胶200g　蜂蜜300g

【制膏方法】按上篇中常规制膏方法，蜂蜜、黄明胶收膏。

【服用方法】每日2次，在早餐前1小时和晚餐后2小时，每次约15ml，用热开水化开，温服。

【注意事项】除上篇中提及的注意事项，此类人群尤其注意饮食尽量避免煎炸烧烤等辛燥之品。

小贴士

（1）此病常有诱发因素，在日常生活中应当尽量避免。

（2）此病多数为轻度，因此不必太过紧张，但是这是一个反复发作的病症，也要有长期作战的心理准备。

（3）有些病人对中药比较敏感，服用后可能出现大便溏泻加重的现象。

第六节　胃食管反流病

胃食管反流病系指胃内容物反流入食管，引起不适症状和（或）并发症的一种疾病。胃食管反流病可分为非糜烂性反流病、糜烂性食管炎和Barrett食管三种类型。其中以非糜烂性反流病最为常见，约占胃食管反流病的70%。胃食管反流病病人内镜下见食管黏膜糜烂、溃疡等炎症病变，称反流性食管炎；非糜烂性反流病内镜下面可无反流性食管炎表现，又称为内镜阴性的胃食管反流病。虽然它们的内镜所见不同，但临床症状很相似，常出现胃灼热感、似饥非饥、打嗝、泛酸、胸背疼痛、咽部有异物感等症状，临床表现多样，轻重不一，有些症状较典型，如烧心和反酸，有些症状则不易被认识，从而忽略了对本病的诊治。不少病人呈慢性复发的病程。

本病属于中医学“反胃”、“嘈杂”、“吐酸”等病的范围。该病虽不属于胃病的范畴，但其发病属胃气所主，与肝、脾有密切关系。本节主要讨论非糜烂性反流病，因本病常和情绪变化相关，因此主要介绍阴虚肝郁型、脾虚肝郁型膏方治疗。

阴虚肝郁证

【临床表现】经常口里有胃酸反上来，或者有些人会呕吐，或泛吐少量未消化的食物，碰到情绪郁闷、工作压力大的话，这些病症就加重或复发，胸口隐隐作痛，时不时胃里面有灼热感，有些可能还会连到胸口都有热感或者阻塞感，胃里似饥非饥，口中干燥，大便干结，舌红或偏红，舌面少津，脉细弦。

【治疗法则】滋阴生津，和胃降逆。

【膏方选介】南北沙参各200g　麦门冬200g　生地200g　百合200g　丹参200g　白檀香30g　砂仁20g（研，备）橘皮100g　竹茹100g　乌贼骨150g　柴胡100g　黄芩100g　法半夏60g　白芍200g　枳壳100g　枇杷叶150g　郁金150g　蜂蜜500g

【制膏方法】按上篇中常规制膏方法，蜂蜜并砂仁粉调入收膏。

【随症加减】如果热重，出现口苦口干明显等可加栀子、淡豆豉、白通草等。

【服用方法】每日2次，在早餐前1小时和晚餐后2小时，每次约15ml，用热

开水化开，温服。

【注意事项】除上篇中提及的注意事项，此类人群尤其注意饮食尽量避免煎炸烧烤等辛燥之品。

脾虚肝郁证

【临床表现】病久体虚，经常有口中冒口水、酸水，间或呕吐少量食物，胃脘部堵塞感、发胀，隐痛绵绵，进食少，进食后觉得肚子发胀，或食稍多则胀甚，面色没光泽，整个人容易感到疲乏，四肢软，大便稀，不成形，舌淡，脉弱。

【治疗法则】健脾益气，疏肝和胃。

【膏方选介】太子参300g　山药300g　法半夏150g　炒白芍100g　枳壳100g　白术150g　陈皮150g　莲子肉200g　生姜100g　红枣200g　白参20g（研末，备用）茯苓200g　薏苡仁200g　乌贼骨150g　浙贝母150g　柴胡150g　黄芩150g　郁金150g　枇杷叶150g　炙甘草60g　焦神曲150g　饴糖500g

【制膏方法】按上篇中常规制膏方法，饴糖并白参粉调入收膏。

【随症加减】如果兼畏寒肢冷等阳虚表现，可加干姜、制附子、益智仁等。

【服用方法】每日2次，在早餐前1小时和晚餐后2小时，每次约15ml，用热开水化开，温服。

【注意事项】除上篇中提及的注意事项，此类人群尤其注意饮食不可过于油腻难消化，尽量避免生冷寒凉之品。

小贴士

（1）此病的发生和情绪有较密切的关系，因此舒畅情志是用药的前提。

（2）服用膏方时可采取半卧位，使得药物缓慢在食管中下流至胃，对食管黏膜起到直接的滋润养护作用，有利于更快消除食道局部症状。

（3）反流性食管炎在后期的巩固治疗中也可参考选用上述膏方。

第七节　胃下垂

胃下垂是指站立时胃的下缘达盆腔，胃小弯角切迹低于髂嵴连线的病症。多发生在瘦长体形、久病体弱、长期卧床少动者，常伴有其他脏器下垂。轻度胃下垂病人多无明显症状。中度以上胃下垂者则表现为不同程度的上腹部饱胀感，食后尤甚，并可见嗳气、厌食、便秘、腹痛等症状。腹胀可于餐后、站立过久和劳累后加重，平卧时减轻。此外，病人常有消瘦、乏力、低血压、心悸和眩晕等表现。本病属于中医学的“痞满”、“胃脘痛”、“胃缓”等病证范畴。本病以脾气虚弱为本，或兼水饮内停、瘀血阻络、食滞等。膏方治疗本病有利于巩固疗效和防止复发。

脾虚证

【临床表现】体质弱，上腹部坠胀不适，吃点东西更觉得明显，头晕眼花，整个人没精神，容易觉得累，也懒得说话，说起话来也是声音低，还可能动一下就出汗；舌质淡，苔白，脉弱。

【治疗法则】健脾益气，升阳举陷。

【膏方选介】炙黄芪500g　党参300g　炒白术200g　炙甘草60g　陈皮100g　当归100g　柴胡120g　升麻200g　枳壳300g　薏苡仁200g　莲子肉200g　肉苁蓉200g　饴糖400g　鹿角胶100g　龟甲胶100g　生姜100g　红枣200g

【制膏方法】按上篇中常规制膏方法，饴糖、鹿角胶、龟甲胶收膏。

【随症加减】此证常并见水饮内停，可加用苍术、泽泻、桂枝、茯苓等。

兼畏寒肢冷等阳虚者加制附子、肉桂、补骨脂等。

【服用方法】每日2次，在早餐前1小时和晚餐后2小时，每次约15ml，用热开水化开，温服。

【注意事项】除上篇中提及的注意事项，此类人群尤其注意饮食不可过于油腻难消化，尽量避免生冷寒凉之品。

气阴两虚证

【临床表现】形体偏瘦，纳食少，稍食则胃坠胀不适，时或打嗝、恶心，皮肤偏干燥，整个人没精神，做点事就觉得累，也懒得说话，口干咽燥，大便干燥，舌淡红，或者舌嫩红胖，舌面干而少津，脉细略数。

【治疗法则】益气生津养胃，佐以调气清热。

【膏方选介】生黄芪300g　太子参200g　西洋参30g（研，备）生白术150g　制黄精200g　枳壳150g　白芍200g　炙甘草100g　陈皮100g　粉葛根150g　怀山药200g　炒谷芽150g　炒麦芽150g　升麻120g　绞股蓝150g　蜂蜜400g　龟甲胶200g

【制膏方法】按上篇中常规制膏方法，蜂蜜、龟甲胶并西洋参粉调入收膏。

【服用方法】每日2次，在早餐前1小时和晚餐后2小时，每次约15ml，用热开水化开，温服。

【注意事项】除上篇中提及的注意事项，此类人群尤其注意饮食不可过于油腻难消化，尽量避免生冷寒凉、煎炸烧烤之品。

小贴士

（1）本病以脾气虚弱为本，日常生活中需注意休息，保存体力。

（2）可于每晚睡前平躺以脐为中心轻轻按摩腹部5~10分钟，做顺时针和逆时针按摩。

（3）在餐后短暂平卧，一方面缓解症状，一方面防止出现餐后低血压而晕倒。

第八节　肠易激综合征

肠易激综合征（IBS）是一种以腹痛或腹部不适伴排便习惯改变为特征的功能性肠病，须经检查排除可引起这些症状的器质性疾病。本病是最常见的一种功能性肠道疾病，男女比例约1：2。肠易激综合征最主要的临床表现是腹痛与排便习惯和粪便性状的改变。几乎所有的IBS病人都有不同程度的腹痛。部位不定，以下腹和左下腹多见。多于排便或排气后缓解。腹泻者的便质多呈稀糊状，也可为成形软便或稀水样，多带有黏液，但绝无脓血。便秘者排便困难，粪便干结、量少，呈羊粪状或细杆状，表面可附黏液。部分病人腹泻与便秘交替发生。因此，根据临床特点，可分为腹泻型、便秘型和腹泻便秘交替型。本节主要讨论腹泻型IBS。

根据腹泻型IBS的临床表现，中医学常将其归入"泄泻""痢疾"进行辨证论治。根据临床观察，部分病人可有失眠、焦虑、抑郁等精神症状，且胃肠道症状常在情绪抑郁或精神紧张时加重或复发，因此本病与肝的关系亦很密切。腹泻型IBS的病程可长达数年至数十年，多为慢性进展，起病隐匿，症状反复、迁延难愈。在临床症状特别严重时，建议开具中药汤剂进行辨证施治，一般情况均可直接考虑应用膏方治疗。我们经常是在服用大约2周的开路方后，转用膏方进行治疗和巩固。由于内脏敏感性增高，极少数病人可能对中药不耐受，药后反而腹泻加重，此类病人应慎用中医膏方治疗。

肝脾不调证

【临床表现】腹痛而泻，伴有腹中咕噜咕噜很响，腹痛的部位还到处跑动，有些有发胀的感觉，放屁还很多，不过一般不会很臭，经常在情绪抑郁或情志紧张之时诱发，平素亦多胸部、两胁胀闷，还打嗝、食欲不太好，吃得也不多，这类人情绪也比较容易紧张；舌淡红，苔薄，脉弦或细弦。

【治疗法则】抑肝宁神，健脾扶土。

【膏方选介】防风200g 炒白术200g 炒白芍200g 青皮100g 陈皮100g 元胡200g 宣木瓜200g 益智仁150g 芡实200g 白扁豆200g 怀小麦400g 大枣150g 炙甘草100g 红花60g 丹皮60g 炮姜60g 莲子肉200g 乌梅120g 焦神曲200g 阿胶200g 饴糖400g

【制膏方法】按上篇中常规制膏方法，饴糖、阿胶收膏。

【随症加减】脾气虚明显者可加人参粉等。

【服用方法】每日2次，在早餐前1小时和晚餐后2小时，每次约15ml，用热开水化开，温服。

【注意事项】除上篇中提及的注意事项，此类人群尤其注意饮食不可过于油腻难消化，尽量避免生冷寒凉、辛香煎炸之品。

脾胃虚弱证

【临床表现】大便时溏时泻，迁延反复，大便中常夹杂不太消化的菜叶子，饮食减少，食后肚子觉得发胀，稍进油腻则大便次数增加，面色萎黄，整个人没精神，做点事就觉得累，舌淡苔白，脉细弱。

【治疗法则】健脾渗湿，益气止泻。

【膏方选介】炙黄芪300g　党参200g　炒白术200g　茯神200g　五味子150g　炮姜80g　炒白芍200g　炙甘草100g　炒山药300g　炒薏仁300g　广木香120g　益智仁200g　宣木瓜150g　蚕沙100g　人参粉30g　饴糖400g　阿胶200g

【制膏方法】按上篇中常规制膏方法，饴糖、阿胶并人参粉调入收膏。

【服用方法】每日2次，在早餐前1小时和晚餐后2小时，每次约15ml，用热开水化开，温服。

【注意事项】除上篇中提及的注意事项，此类人群尤其注意饮食不可过于油腻难消化，尽量避免生冷寒凉之品。

脾肾阳虚证

【临床表现】天蒙蒙亮的时候就发作腹部隐痛、肚子咕咕叫就想上厕所，泻下大便多夹杂不消化的食物，大便解完了肚子就没什么不舒服的了，通常这类人特别怕冷，手足冷，夏季手足都是凉的，腰膝酸软，精力也不强，比较容易累到；口不渴；舌淡苔白，脉沉细。

【治疗法则】温补脾肾，固涩止泻。

【膏方选介】吴茱萸50g　五味子150g　补骨脂400g　煨肉蔻150g　乌梅100g　炒白芍100g　炙甘草100g　大枣50g　防风100g　续断200g　益智仁200g　赤石脂400g　炒薏仁200g　枳实150g　焦神曲150g　冰糖300g　灶心土600g（另煎，备）鹿角胶200g

【制膏方法】按上篇中常规制膏方法，冰糖、鹿角胶收膏，收膏前加入灶心土的药汁。

【服用方法】每日2次，在早餐前1小时和晚餐后2小时，每次约15ml，用热开水化开，温服。

【注意事项】除上篇中提及的注意事项，此类人群尤其注意饮食不可过于油腻难消化，尽量避免生冷寒凉之品。

（1）肠易激综合征的诊断比较依赖日常症状的密切观察，有部分长期诊断为腹泻或者单纯的便秘。

（2）本病不管是泄泻型还是便秘型，都可见大便带黏液，此类表现与湿邪有关，因此建议病人尽量不吃水果等助湿之品。

（3）极少数病人可能对中药不耐受，选用膏方须慎重。

第九节　慢性胆囊炎

慢性胆囊炎是胆囊慢性炎症性病变。可分为结石性和非结石性。许多慢性胆囊炎病人可持续多年而毫无症状，在无胆囊炎病史的病人中，偶然在手术、体检、尸解时发现纤维化胆囊中含有结石并不少见，称为无痛性胆囊炎。本病的主要症状为反复发作性上腹部疼痛。腹痛多发生于右上腹或中上腹部，少数可发生于胸骨后或左上腹部，并向右侧肩胛下区放射。腹痛常发生于晚上和饱餐后，常呈持续性疼痛。当胆囊管或胆总管发生结石嵌顿时，则可产生胆绞痛。疼痛一般经过1~6小时可自行缓解。可伴有反射性恶心、呕吐等症状，但发热、黄疸不常见。于发作的间歇期可有右上腹饱胀不适或胃部灼热、嗳气、反酸、厌油腻食、食欲下降等胃肠道症状。上述症状虽然不严重却经久不愈，并于进油腻、多脂饮食后加重。

本病可归入中医学“胁痛”、“腹痛”等病范畴。对于非结石性和不宜手术去除结石的病人，膏方宜于采用。其中，临床最常见的适合用膏方调治的有以下几种情况。

气滞血瘀证

【临床表现】胁肋疼痛，常呈胀痛或刺痛，疼痛发生与情志变化关系比较密切，血瘀明显者夜间疼痛多发，伴见胸闷、胃部堵塞感，或者有些人讲胃发胀，嗝气较多，喜欢叹气，叹口气就觉得胸闷等症状可以缓解一些；舌暗，舌苔薄，脉弦。

【治疗法则】养肝利胆，理气活血止痛。

【膏方选介】生地200g　当归100g　川芎200g　赤芍200g　白芍150g　丹参200g　金钱草200g　郁金200g　鸡内金100g　柴胡150g　香附150g　枳壳100g　桔梗100g　炙甘草100g　虎杖150g　白术150g　五灵脂（包煎）150g　陈皮100g　夜交藤200g　合欢皮200g　蜂蜜300g　阿胶200g

【制膏方法】按上篇中常规制膏方法，蜂蜜、阿胶收膏。

【服用方法】每日2次，在早餐前1小时和晚餐后2小时，每次约15ml，用热开水化开，温服。

【注意事项】除上篇中提及的注意事项，此类人群尤其注意饮食不可过于油腻难消化，尽量保持情绪稳定。此方中含五灵脂，避免同时服用人参。

肝阴不足证

【临床表现】胁肋隐痛，悠悠不休，劳累一点就比较明显，伴见口干咽燥，心中烦热，头晕目眩，眼睛干涩，有些大便比较干。舌质红，苔少，脉细弦数。

【治疗法则】滋补肝阴，通络止痛。

【膏方选介】麦冬300g　生地300g　熟地300g　北沙参300g　枸杞子300g　当归100g　郁金150g　制首乌200g　白芍200g　炙甘草100g　玳玳花60g　玫瑰花60g　神曲150g　茵陈120g　柴胡100g　黄芩100g　丝瓜络60g　蜂蜜300g　阿胶300g

【制膏方法】按上篇中常规制膏方法，蜂蜜、阿胶收膏。

【服用方法】每日2次，在早餐前1小时和晚餐后2小时，每次约15ml，用热开水化开，温服。

【注意事项】除上篇中提及的注意事项，此类人群尤其注意饮食尽量避免煎炸烧烤等辛燥之品。

脾虚肝郁证

【临床表现】胁痛反复发作，或在进食油腻之后发作明显，或劳累后发作明显，此类人群易于抑郁；伴见食欲不佳，食量小，餐后腹胀，大便溏、不成形，舌质淡，苔白，脉力较弱或兼有弦象。

【治疗法则】健脾舒肝，利胆止痛。

【膏方选介】五指毛桃500g　党参300g　山药200g　茯苓150g　炒扁豆150g　炒白术200g　制黄精150g　麦冬150g　丹参150g　山楂150g　香附150g　郁金150g　当归100g　金钱草200g　鸡内金150g　陈皮100g　柴胡100g　阿胶200g　饴糖300g

【制膏方法】按上篇中常规制膏方法，饴糖、阿胶收膏。

【服用方法】每日2次，在早餐前1小时和晚餐后2小时，每次约15ml，用热开水化开，温服。

【注意事项】除上篇中提及的注意事项，此类人群尤其注意饮食不可过于油腻难消化，尽量保持情绪稳定。

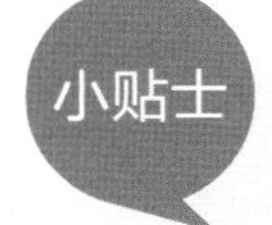

（1）慢性胆囊炎常常合并胆结石，饮食油腻是常见腹痛的诱发因素，因此日常的饮食控制非常重要。

（2）目前常见的治疗胆囊炎的中成药为清热利湿类，病人若长期不当地服用，可能存在伤阴的情况，因此要注意既往的用药史。

（3）若治疗效果欠佳又合并胆结石，如果适合手术治疗可考虑切除胆囊结石。

本章参考文献

1. 陈灏珠，林果为，王吉耀. 实用内科学［M］.北京：人民卫生出版社，2013年9月.

2. 田德禄，蔡淦. 中医内科学［M］.上海：上海科学技术出版社，2013年1月.

3. 叶任高，陆再英. 内科学［M］.北京：人民卫生出版社，2004年1月.

4. 姚荷生. 中医内科学评讲［M］.北京：人民卫生出版社，2014年2月.

5. 李俭，谢英彪. 中医膏滋方临床应用荟萃［M］.北京：人民军医出版社，2010年11月.

6. 杨悦娅. 张云鹏论膏方与临床实践［M］.上海：上海交通大学出版社，2013年1月.

7. 中华中医药学会. 胃下垂诊疗指南［J］.中国中医药现代远程教育，2011，9（10）：125–126.

8. 张冰，高承奇，邓娟等. 颜正华教授治疗胃下垂经验［J］.中华中医药杂志，2006，21（6）：354–355.

9. 单兆伟. 膏方调补脾胃病精要［J］.江苏中医药，2006，27（11）：7.

（编者：胡鑫才）

第四章 泌尿系统疾病

第一节 慢性肾小球肾炎

慢性肾小球肾炎是一种常见的肾脏病，临床症状为蛋白尿、血尿、高血压、水肿，尿量减少或无尿，可有不同程度的肾功能减退，即通俗所说的泡沫尿、眼泡肿、大腿肿、小腿肿、足背肿，检查可见尿蛋白、尿潜血阳性，血肌酐、血尿素氮升高。

慢性肾小球肾炎按病因可分为原发性和继发性肾小球肾炎，继发性肾小球肾炎多由糖尿病、高血压、系统性红斑狼疮、过敏性紫癜、多囊肾、血管炎等引起，是全身性疾病导致的肾脏受累。原发性肾小球肾炎是除外继发性肾小球肾炎后所考虑的。慢性肾小球肾炎按照肾活检病理分型，可分为IgA肾病、膜性肾病、系膜增生性肾小球肾炎、局灶节段性肾小球硬化、系膜毛细血管增生型肾小球肾炎等。慢性肾小球肾炎属于中医学“水肿”、“血尿”、“虚劳”等病范畴，西医对于慢性肾小球肾炎主要以激素、免疫抑制剂及对症处理为主，且易有副作用产生，中药尤其中药膏方对于慢性肾小球肾炎的治疗及调理尤为擅长，且副作用小。

水湿浸渍证

【临床表现】泡沫尿，或肉眼血尿，或尿常规提示蛋白尿、尿潜血，全身浮肿，水肿从脚背逐渐往上发展，可伴小腿、大腿、阴囊、外阴、腹部、胸部水肿，水肿处用手指按压可出现不能回弹的坑，少尿。伴身体沉重（很多人描述为两脚像灌铅了一样，两脚抬不起来），平时穿的鞋子逐渐嫌小，胸闷气憋，没有饥饿感，不想吃东西，吃了就犯恶心。病程长，发展缓慢，检查可见胸水、腹水。苔白腻，脉沉缓。

【治疗法则】逐水消肿。

【膏方选介】桑白皮、陈皮、大腹皮各90g，茯苓皮120g，生姜皮60g，苍术160g，厚朴120g，茯苓150g，猪苓120g，白术120g，泽泻90g，肉桂60g。

【制膏方法】按上篇中常规制膏方法，蜂蜜收膏。

【随症加减】容易疲劳者，加黄芪、党参、白术。

怕冷手脚冰凉者，加附子、菟丝子、肉苁蓉。

经常觉得咽喉发干、口中冒火者，加生地黄、女贞子、旱莲草、阿胶、鳖甲。

面色指甲苍白，贫血者加用黄芪、当归、阿胶。

【服用方法】每日2次，在早餐前1小时和晚餐后2小时，每次15~30ml，用热开水化开，温服。

脾肾阳虚证

【临床表现】泡沫尿，或肉眼血尿，或尿常规提示蛋白尿、尿潜血，全身浮肿，腰部以下浮肿为主，浮肿处用手指按压后有坑，伴胸闷，喘不上气，不想吃东西，肚子胀，拉肚子，腰部酸胀疼痛，喜欢热敷，尿量减少，舌质淡，苔白腻或白滑，脉沉缓或沉弱。

【治疗法则】健脾温肾，利水渗湿。

【膏方选介】防己、黄芪、白术、苍术、茯苓、党参、猪苓、泽泻、白芍各300g，桂枝、附子、生姜、川牛膝、冬瓜皮、车前子、川芎、延胡索各60g。

【制膏方法】按上篇中常规制膏方法，蜂蜜收膏。

【随症加减】肚子胀、不想吃饭者，加陈皮、山药、砂仁、白豆蔻。

拉肚子者，加薏苡仁、扁豆、山药。

【服用方法】每日2次，在早餐前1小时和晚餐后2小时，每次15~30ml，用热开水化开，温服。

附：专病膏方选介

IgA肾病

【临床表现】泡沫尿，或肉眼血尿，或尿常规提示蛋白尿、尿潜血，尿潜血比蛋白尿严重，血肌酐、尿素氮可正常或升高，经常容易感冒，感冒时容易出现咽痛、扁桃体发炎，舌红苔薄黄，脉弦。

【治疗法则】益气补肾，清热凉血。

【膏方选介】IgA肾病膏。

【药物组成】生地120g　女贞子120g　旱莲草200g　生蒲黄100g　桑椹子120g　山药200g　苍术120g　白术120g　生黄芪300g　党参300g　丹参300g　猪苓120g　茯苓120g　杜仲120g　寄生150g　当归120g　赤芍120g　龙葵300g　蛇舌草300g　白茅根300g　川断120g　狗脊120g　黄精200g　枸杞200g　巴戟天150g　三七粉50g　胎盘粉50g　龟板胶150g　阿胶100g

【适用范围】慢性肾小球肾炎肾穿刺诊断为IgA肾病者。

【制膏方法】上方除党参、龟板胶、三七、胎盘、阿胶外，余药常规制膏，再将党参、三七、胎盘研细末兑入和匀，龟板胶、阿胶加适量黄酒浸泡后隔水炖烊兑入清膏和匀，再加蜂蜜收膏。

【服用方法】每日2次，在早餐前1小时和晚餐后2小时，每次15~30ml，用热开水化开，温服。

儿童肾病

【临床表现】眼泡肿、脸肿、脚肿，检查示蛋白尿，或伴有血尿。小儿平时体质较差，容易感冒生病。如果肾活检以微小病变常见。

【治疗法则】益气补肾。

【膏方选介】儿童肾病膏。

【药物组成】生地120g　山茱萸120g　山药150g　丹皮120g　生黄芪150g　当归100g　猪苓120g　茯苓120g　党参300g　丹参300g　玉米须300g　石

韦150g　益母草150g　龟板胶120g　苍术120g　白术120g　生牡蛎150g

【适用范围】儿童诊断为慢性肾小球肾炎或肾病综合征者。

【制膏方法】上方除党参、龟板胶外，余药常规制膏，将党参研细末兑入和匀，再将龟板胶加适量黄酒浸泡后隔水炖烊兑入清膏和匀，再蜂蜜收膏。

【服用方法】每日2次，在早餐前1小时和晚餐后2小时，每次15~30ml，用热开水化开，温服。

肾病综合征（撤减激素阶段）

【临床表现】除原有肾病综合征泡沫尿、血尿、脚肿表现外，还有自觉浑身发热，脸部发红发热，脸型变胖，伴痤疮、长痘、冒胡须，浑身汗毛变长变粗，容易心悸、口干、上火，夜间睡眠差，女性伴月经紊乱，经色鲜红，男性容易遗精，便秘，容易感染。

【治疗法则】滋阴清热，益气补肾。

【膏方选介】生黄芪300g　苍术120g　白术120g　猪苓120g　茯苓120g　山萸肉120g　仙灵脾120g　金樱子300g　石韦300g　玉米须300g　防风60g　生地120g　黄芩150g　莲肉300g　玄参150g　藏青果120g　蒲公英300g　芙蓉叶300g　蛇舌草300g　生晒参粉100g　胎盘粉100g　龟板胶150g　阿胶100g

【适用范围】肾病综合征者，使用激素后处于激素减量阶段，或激素停用复发阶段者。

【制膏方法】上方除党参、莲肉、生晒参、胎盘粉、龟板胶、阿胶外，余药常规制膏，将党参、莲肉、生晒参、胎盘粉研细末兑入和匀，再将龟板胶、阿胶加适量黄酒浸泡后隔水炖烊兑入清膏和匀，再加适量蜂蜜收膏。

【服用方法】每日2次，在早餐前1小时和晚餐后2小时，每次15~30ml，用热开水化开，温服。

单纯血尿

【临床表现】肉眼血尿，或尿检示尿潜血，检查无蛋白尿，无肾功能减退。

【治疗法则】益气补肾，凉血止血。

【膏方选介】太子参300g　女贞子120g　旱莲草200g　白术150g　山药150g　蛇舌草300g　熟地120g　丹皮120g　赤芍120g　银花120g　连翘120g　射干120g　荠菜花300g　侧柏叶150g　杜仲120g　桑寄生120g　玄参150g　藏青果120g　生黄芪300g　菟丝子150g　黄精150g　枸杞150g　党参200g　龟甲胶120g　槐花150g　白茅根300g　三七粉100g　阿胶100g

【制膏方法】上方除党参、龟甲胶、三七、阿胶外，余药常规制膏，将党参、三七研细末兑入和匀，再将龟甲胶、阿胶加适量黄酒浸泡后隔水炖烊兑入清膏和匀，再加蜂蜜收膏。

【服用方法】每日2次，在早餐前1小时和晚餐后2小时，每次15~30ml，用热开水化开，温服。

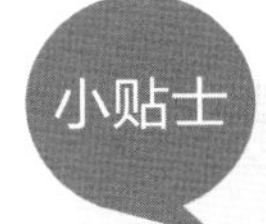

（1）应避免淋雨涉水，或久穿湿衣服不脱，避免受凉感冒。流感季节，避免去公共场所，居室注意通风换气。

（2）适度参加体育锻炼，提高机体抗病能力。

（3）水肿时应低盐甚至无盐饮食，若因营养障碍不必过于忌盐。

（4）若同时服用激素治疗者，注意预防皮肤感染。

（5）作息规律，避免过度劳累，注意节制性生活，保持心情舒畅。

第二节　慢性肾衰竭

慢性肾衰竭是指各种原因造成的肾脏损害，致使肾脏明显萎缩，不能维持基本功能。我国发病率100/百万人口，男女发病率分别占55%和45%，高发年龄40~50岁。我国慢性肾衰竭的主要病因有慢性肾炎、糖尿病、高血压病等。抽血检查示肌酐、尿素氮、尿酸升高，B超提示双肾萎缩。早期可无任何症状，或仅有乏力、腰酸、夜尿多等轻度不适。晚期临床症状主要有容易疲劳、白天小便减少、夜尿增多、不想吃东西、吃了容易犯恶心想吐、口中有股尿味、脸色难看、头晕乏力、胸口闷、喘不上气、皮肤瘙痒、皮肤牙龈等地方无缘无故容易出血、性欲下降、月经不调、容易感染、体力下降等。若慢性肾衰竭进入尿毒症期，主要还是以肾脏替代治疗（血透、腹透、肾移植）为主。中医药对于延缓肾衰竭、缓解临床症状较有优势，且膏方对于巩固中药汤剂疗效尤具特色。

气阴两虚证

【临床表现】容易疲劳，不愿多说话，多说就觉得累，两边颧骨处自觉发热，自觉莫名烦躁伴一阵阵发热，测体温又正常，容易出汗，夜间容易盗汗。舌体瘦小，舌质红，苔薄白，脉沉细。

【治疗法则】益气养阴，补虚扶正。

【膏方选介】人参300g，黄芪、茯苓、生地、熟地、白术、川断、续断各150g，合欢皮200g，菟丝子、旱莲草、桑寄生各300g，狗脊、何首乌各400g，仙鹤草500g，鸡血藤600g。

【制膏方法】上药除人参外常规制膏，浓缩后再加入人参煎液，蜂蜜收膏。

【随症加减】容易感冒者，加防风。

咳嗽喘气，加杏仁、百部、款冬花、桔梗。

血压高，加钩藤、牛膝、代赭石。

血脂高，加山楂、鸡内金。

【服用方法】每日2次，在早餐前1小时和晚餐后2小时，每次15~30ml，用热开水化开，温服。

肝肾阴虚证

【临床表现】皮肤、指甲枯萎无光泽，容易脱发，指甲易折断，脸色差，暗淡无光，看东西模糊不清，眼睛干涩，头晕，看东西觉得在旋转，耳鸣，容易忘事，口中冒火想喝水，腰膝酸软，两颧骨处自觉发热，自觉莫名烦躁伴一阵阵发热，测体温又正常，男性遗精，女性月经量少。

【治疗法则】滋补肝肾，养阴清热。

【膏方选介】生地黄、山萸肉、怀山药、茯苓、牡丹皮、泽泻、黄芪各150g，党参60g，白术、熟地、薏苡仁各120g，半夏、陈皮各60g，菟丝子240g，蒺藜、覆盆子、杜仲、川续断、桑寄生、怀牛膝、牡蛎、女贞子、旱莲草、芡实、金樱子、制何首乌、天麻、石韦、黄精、焦谷麦芽各200g。

【制膏方法】按上篇中常规制膏方法，蜂蜜收膏。

【随症加减】腰部、膝盖、双腿觉得没劲、疼痛者，重用牛膝、杜仲、桑寄生，加枸杞；合并高尿酸血症、痛风，加车前子、土牛膝；夜尿多，去泽泻，加益智仁；头晕头痛，加菊花、钩藤、枸杞。

【服用方法】每日2次，在早餐前1小时和晚餐后2小时，每次15~30ml，用热开水化开，温服。

脾肾阳虚证

【临床表现】怕冷，穿衣明显比正常人多，腰部、膝盖、四肢、胃部、腹部疼痛，受凉或冬季明显加重，脸部、双脚浮肿，小便量少，容易腹泻，大便不成形。

【治疗法则】温补脾肾。

【膏方选介】淫羊藿、黄芪、党参、熟地、茯苓、泽泻、怀山药、山茱萸、菟丝子、川牛膝各300g，巴戟天、白术、陈皮各120g，当归、升麻、柴胡各90g，鸡血藤、益母草各150g，阿胶100g。

【制膏方法】上药除阿胶外，余药常规制成清膏，将阿胶加适量黄酒浸泡后隔水炖烊，冲入清膏和匀，再加蜂蜜收膏。

【随症加减】怕冷、穿衣明显多于普通人，加附子、肉桂；反复感冒者，加防风、荆芥。

大量泡沫尿，加莲子、芡实、白果、鹿含草。

睡不着，或睡着容易醒，加合欢皮、夜交藤。

腰部、膝盖、双腿觉得没劲像踩棉花一样，加杜仲、桑寄生、川续断；恶心呕吐，加陈皮、半夏、神曲。

【服用方法】每日2次，在早餐前1小时和晚餐后2小时，每次15~30ml，用热开水化开，温服。

【注意事项】阴虚体质慎用；服药期间忌食辛辣油腻、烟酒、海鲜等刺激之物。

肾阴阳两虚证

【临床表现】特别消瘦，肌肉萎缩，体重下降明显，腰腿没劲，自觉腰腿关节发凉，头晕耳鸣，下午自觉一阵阵发热，测体温又正常，脱发，牙齿松动，男性阳痿，女性月经量少，甚至闭经，夜尿频多，泡沫尿。

【治疗法则】滋阴补阳，培元固本。

【膏方选介】熟地300g，怀山药、山茱萸、当归各200g，太子参150g，杜仲、菟丝子、枸杞各120g，肉桂、附子各60g，鹿角胶90g，冬虫夏草、紫河车各30g，西洋参60g，天门冬、麦冬、五味子、南沙参、北沙参各90g，生地、黄芪各300g。

【制膏方法】上药除鹿角胶、冬虫夏草、紫河车外，余药常规制成清膏，冬虫夏草、紫河车研末冲入清膏，将鹿角胶加适量黄酒浸泡后隔水炖烊，冲入清膏和匀，再加蜂蜜收膏。

【随症加减】伴失眠，加酸枣仁、茯神、夜交藤。

伴尿量减少，加茯苓、泽泻、桂枝、猪苓。

伴头晕耳鸣，加天麻、蝉蜕等；形体极度虚弱，加补骨脂、鹿茸等。

【服用方法】每日2次，在早餐前1小时和晚餐后2小时，每次15~30ml，用热开水化开，温服。

正虚瘀结证

【临床表现】形体瘦弱，肌肉萎缩，面色变黑并且无光泽，嘴唇发黑发青，口中尿臊味，指甲干燥甚至脱落，皮肤干燥脱皮伴瘙痒，骨关节变形，腹部胀满变大像怀孕一样。

【治疗法则】补益气血，活血祛瘀。

【膏方选介】蒸大黄300g，黄芩60g，甘草90g，桃仁60g，杏仁60g，芍药120g，干地黄300g，虻虫60g，干漆30g，水蛭60g，全蝎30g，蛴螬60g。

【制膏方法】按上篇中常规制膏方法，蜂蜜收膏。

【随症加减】容易疲劳者，加黄芪、人参。

【服用方法】每日2次，在早餐前1小时和晚餐后2小时，每次15~30ml，用热开水化开，温服；或温酒调服。

【注意事项】1. 本膏不宜久服。2. 临床偶有过敏反应，出现皮肤潮红、发痒，停药可消失。3. 孕妇禁用。4. 刚开始服用可能出现轻度腹泻，1周后能消失。5. 有出血倾向者慎用。

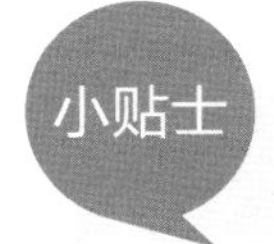

（1）应避免淋雨涉水，或湿衣久穿不脱，避免受凉感冒。流感季节，避免去公共场所，居室注意通风换气。

（2）适度参加体育锻炼，提高机体抗病能力。

（3）优质低蛋白饮食，避免摄入豆制品，鼓励摄入动物蛋白。高钾血症病人避免高钾食物（桔子、香蕉、橙子、香菇、木耳等）摄入。

（4）已进入慢性肾脏病4期病人，建议遵医嘱准备肾脏替代治疗（血液透析、腹膜透析、肾移植）。已进入慢性肾脏病5期病人，建议遵医嘱规律血液透析或腹膜透析。

（5）作息规律，避免过度劳累，注意性生活节制，保持心情舒畅，避免情绪悲观厌世。

第三节　尿路感染

尿路感染，是各种病原微生物（主要是细菌）入侵尿道导致的炎症反应，通常表现为发热、尿频、尿急、尿痛、尿不尽、腰痛，甚至血尿。即我们通俗所说的拉尿时尿道口疼痛、想拉不敢拉、拉完又想拉、明明拉完了尿又觉得还有尿没拉出来。中医学认为第一次发尿路感染多属于湿热蕴结，反反复复发作的尿路感染多属于肾气亏虚，兼有湿热。由于生理结构的特殊性，尿路感染多见于女性，尤其多见于性生活活跃及绝经后女性，亦常见于老年人、免疫力低下及尿路畸形者。中药煎剂适用于急性发作的尿路感染，而中药膏方对于反复发作的尿路感染特别适用。感染期间忌性生活。

膀胱湿热证

【临床表现】尿频、尿急、尿痛、尿不尽，小便色深黄尿臊味重，可伴血尿，下腹部、腰部胀痛，伴发热、口苦、恶心呕吐及便秘。多见于喜好油炸、烧烤、辛辣刺激食物以及熬夜酗酒、不注意个人外阴卫生之人，新发尿路感染多属于此型。

【治疗法则】清热利湿通淋。

【膏方选介】苦参、石韦、土茯苓、蒲公英各300g，金钱草150g，生蒲黄200g，白茅根150~300g。

【制膏方法】按上篇中常规制膏方法，蜂蜜收膏。

【随症加减】血尿加大蓟、小蓟、血余炭。

小便混浊加萆薢。

排尿疼痛加延胡索、三七、大小蓟。

高热加金银花、连翘、车前草、滑石。

烦躁不安加莲子心、焦栀子。

腹胀疼痛加山楂、鸡内金。

【服用方法】每日2次，在早餐前1小时和晚餐后2小时，每次15~30ml，用热开水化开，温服。

【注意事项】本方药性苦寒，久服易伤脾胃，耗气伤阴，病好即停药。

脾肾亏虚证

【临床表现】短时间反复发作尿频、尿急、尿痛，劳累、熬夜后就容易发作。容易疲劳、腰部没力、腰部疼痛、血尿。多见于反复尿路感染、年老体弱、劳累过度以及性生活不节制之人。

【治疗法则】健脾益肾。

【膏方选介】生地黄、怀山药各300g，茯苓、泽泻、丹皮、山茱萸、黄精、地骨皮、龟板胶各150g，制附子100g，肉桂50g。

【制膏方法】除龟板胶外，余药常规制成清膏，再将龟板胶加适量黄酒浸泡后隔水炖烊，冲入清膏和匀，再加蜂蜜收膏。

【随症加减】手脚冰凉怕冷加菟丝子。

容易疲劳加黄芪、白术。

排尿排不干净加王不留行。

血尿加大蓟、小蓟、血余炭、白茅根。

反复使用抗生素无效者，加泽兰、益母草、栀子。

【服用方法】每日2次，在早餐前1小时和晚餐后2小时，每次15~30ml，用热开水化开，温服。

肝郁气滞证

【临床表现】尿频、尿急、尿痛、尿不尽，可伴血尿，血尿颜色深红，脾气暴躁，容易发怒，小肚子胀满疼痛。多见于情绪激动易怒、悲伤忧郁之人，尤以女性多见。

【治疗法则】疏肝理气。

【膏方选介】柴胡、丹皮各100g，黄芩、车前子、泽泻、栀子、大黄各150g，川黄连、龙胆草各50g。

【制膏方法】按上篇中常规制膏方法，蜂蜜收膏。

【随症加减】急躁易怒加川牛膝、郁金。

双眼胀痛、咽喉疼痛、口腔舌头长溃疡者，加青黛、淡竹叶、车前草。

血尿加大蓟、小蓟、血余炭、白茅根。

大便干结加芒硝。

胸部闷胀加青皮、乌药、小茴香。

【服用方法】每日2次，在早餐前1小时和晚餐后2小时，每次15~30ml，用热开水化开，温服。

【注意事项】本膏方苦寒，易伤脾胃，不宜久服；孕妇禁用。

小贴士

（1）注意外阴清洁，不憋尿，多饮水，性生活后立即排尿。女性在月经期、妊娠期、产后更因注意外阴卫生，避免抵抗力差容易感染。

（2）养成良好饮食作息习惯，饮食宜清淡，避免辛辣刺激油腻食物，避免酗酒。

（3）避免过度劳累及熬夜，注意节制性生活，适量运动，提高身体抵抗力。

（4）有糖尿病、肺结核的病人，需同时积极治疗原发病。

（5）尿路感染发作期间，要多喝水，禁性生活，注意休息，保持心情舒畅。

第四节　泌尿系结石

泌尿系结石指肾、膀胱、输尿管和尿道的任何部位出现结石，以肾和输尿管结石最常见，即通俗所说腰子结石和尿泡结石。临床表现因结石所在部位不同而有所区别。肾与输尿管结石的典型临床表现为肾绞痛和血尿，在结石引起绞痛发作之前，可以没有任何感觉，由于某些原因（常见剧烈运动、劳累、坐长途汽车）突然出现一侧腰部剧烈的绞痛，像刀绞一样疼痛，并向下腹部、外阴部放射，甚至绞痛到满地打滚，还可伴有肚子胀痛、恶心、呕吐、想解大便。膀胱结石主要临床表现是排尿疼痛和排尿困难。泌尿系结石属于中医学中“石淋”病。膏方对于改变结石环境、抑制结石生成、促进结石排出特别适用。配合多饮水、弹跳运动，如跳绳等能取得较好疗效。

湿热郁积、脾肾阳虚证

【临床表现】反复发作腰部隐隐胀痛，并向下腹部、外阴部放射痛，可伴尿频、尿急、尿痛、血尿、肚子胀痛、恶心、呕吐、想解大便，腰部疼痛无力，怕冷，四肢冰凉，伴口干口苦，食欲欠佳，大便不成形，容易腹泻。

【治疗法则】清热通淋，温肾健脾。

【膏方选介】生地、山药、茯苓、女贞子、旱莲草、鳖甲、仙灵脾、乌梅、瞿麦、萹蓄、薏苡仁、焦麦芽、焦谷芽各150g，山萸肉、白术、川断、狗脊、杜仲、黄柏、知母、潼蒺藜各120g，牡丹皮、陈皮、半夏、何首乌、赤芍各60g，太子参300g，菟丝子240g，炙甘草30g，覆盆子90g。

【制膏方法】按上篇中常规制膏方法，蜂蜜收膏。

【服用方法】每日2次，在早餐前1小时和晚餐后2小时，每次15~30ml，用热开水化开，温服。

【随症加减】尿血加白茅根、小蓟、仙鹤草。

腰痛加乳香、没药；有泌尿道积水，加垂盆草。

【注意事项】本方主要针对慢性病病人，通过健脾益气利湿，补后天之不足；温肾助阳，补先天之耗损；配合驱湿邪之利尿排石药物，从而达到全身调理、攻补兼施的效果。

湿热内蕴证

【临床表现】腰部剧烈疼痛，像刀绞一样疼痛，并向下腹部、外阴部放射，甚至疼痛到满地打滚，还可伴尿频、尿急、尿痛、血尿、肚子胀痛、恶心、呕吐、想解大便。

【治疗法则】清热利湿排石。

【膏方选介】金钱草、车前子各300g，石韦、海金沙、冬葵子、滑石、白茅根、川牛膝各150g，乌药、鸡内金各100g，木香30g。

【制膏方法】按上篇中常规制膏方法，蜂蜜收膏。

【服用方法】每日2次，在早餐前1小时和晚餐后2小时，每次15~30ml，用热开水化开，温服。

【随症加减】疼痛难忍加延胡索、乳香、没药、白芍。

恶心呕吐加半夏、竹茹、生姜、藿香。

血尿加地榆炭、大小蓟。

容易疲劳加党参、白术、黄芪、茯苓。

【注意事项】(1)本方排石之力猛烈，不可长期服用，疼痛缓解结石排出即可停用；(2)服药期间，注意检查电解质，防止电解质紊乱。

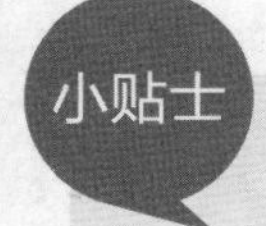

(1)避免摄入碳酸饮料、酒类，多饮水，不憋尿，勤排尿，配合弹跳运动。

(2)若结石过多、过大请咨询医生，必要时需采取手术治疗。

第五节　痛风

痛风是指高尿酸血症导致的急性特征性关节炎和慢性痛风石疾病，主要包括急性发作性关节炎、痛风石形成、痛风石性慢性关节炎、尿酸盐肾病和尿酸性尿路结石，重者可出现关节残疾和肾功能衰竭。主要临床表现有全身关节疼痛，尤其以双脚第一个脚趾疼痛常见，逐渐发展至踝、膝、指、腕、肘关节，多在喝酒、受凉、劳累及大量进食肉荤、海鲜、动物内脏后出现痛风急性发作，常于半夜痛醒。此外，痛风常伴腹部肥胖、高血脂、高血压、糖尿病及心血管病等表现。膏方对于尚未出现关节残疾的反复发作的急性痛风性关节炎尤为适用，可配合使用内服及外用膏方。

风湿热痹证

【临床表现】痛风处关节处红肿、发热、疼痛，甚则不能活动行走，局部皮肤颜色暗红瘀紫。

【治疗法则】祛风清热，化湿通络。

【膏方选介】金钱草、生石膏各300g，生地黄、赤芍、泽泻、车前子、防己、知母、黄柏、地龙各100g。

【制膏方法】常规制膏方法，蜂蜜收膏。

【随症加减】关节红肿热痛明显，肤色暗红，加水牛角。

关节疼痛剧烈，加制川草乌、蜈蚣。

慢性期局部肿胀不消加苍术、薏苡仁、茯苓以利湿消肿，同时调理脾胃的代谢功能。

慢性期耳朵、手指、脚趾等病变关节处可见痛风石沉积者，加山慈菇、海藻以软坚化石。

关节肿痛红肿发热者，加苍术、牛膝、薏苡仁。

关节疼痛伴发凉者，加羌活、防风、升麻、葛根、白术。

痛风关节瘀紫发暗发热者，加丹参、当归、茜草、牡丹皮。

伴高脂血症、肥胖，加山楂、陈皮、莱菔子。

【服用方法】每日2次，在早餐前1小时和晚餐后2小时，每次15~30ml，用热开水化开，温服。

【注意事项】本膏方性质寒凉，脾胃虚弱容易拉肚子者慎用，平时怕冷、脸色苍白者，不适宜本膏方。

寒湿痹痛证

【临床表现】痛风处关节肿胀、疼痛，但不发热红肿，甚则不能活动行走，热敷或保暖疼痛可缓解，局部皮肤颜色暗红瘀紫。

【治疗法则】祛湿除痹。

【膏方选介】薏苡仁　当归　赤芍　麻黄　桂枝　苍术　甘草　生姜各300g

【制膏方法】常规制膏方法，蜂蜜收膏。

【随症加减】关节怕冷明显者，加肉桂、草乌、川乌。

关节疼痛游走不定，加防风、秦艽。

关节肿胀变形，加萆薢、川木通、姜黄利湿通络。

疼痛剧烈，加乳香、没药。

体形肥胖、高脂血症、脂肪肝者，加白豆蔻、砂仁、白扁豆、神曲、谷芽、麦芽。

【服用方法】每日2次，在早餐前1小时和晚餐后2小时，每次15~30ml，用热开水化开，温服。

【注意事项】本膏方性质温热，湿热痹痛者不适宜本膏方。

小贴士

（1）痛风病人多伴有高血压、糖尿病、高血脂等代谢紊乱情况，注意积极减肥、减轻体重，避免摄入碳酸饮料、酒类，戒烟，禁食海鲜、荤汤、动物内脏等高嘌呤食物，适当限制脂肪。多饮水，每日2000ml以上。

（2）痛风发作期间需限制活动，适当抬高患肢。痛风缓解期尽量穿柔软舒适的鞋子，避免足部磨损造成感染。冬天或夏日空调房呆时避免关节受凉。

（3）避免情绪焦虑，保持心情舒畅。

（4）在医师指导下坚持服用降尿酸药物，以维持血尿酸在正常水平。

本章参考文献

1. 田德禄. 中医内科学［M］. 人民卫生出版社，2002.
2. 葛均波，徐永健. 内科学（第8版）［M］. 人民卫生出版社，2013.
3. 陈以平. 肾病的辨证与辨病治疗［M］. 人民卫生出版社，2003.
4. 叶任高. 中西医结合肾脏病学［M］. 人民卫生出版社，2003.
5. 周德生，王洪海. 中医膏方临床应用指南［M］. 山西科学技术出版社，2015.
6. 迟金亭，等. 肾病治疗名方验方［M］. 人民卫生出版社，2014.

（编者：胡晏珍）

第五章 血液系统疾病

第一节 白细胞减少症

白细胞减少是指外周血白细胞计数持续低于$4.0\times10^9/L$，发病原因多与接触各种放射线、化学毒物（苯）、某些细菌和病毒感染、解热镇痛药或抗肿瘤药及其他化学药物有关。体质敏感者，不易恢复。我们常说，白细胞持续低下，易反复呼吸道和（或）泌尿道感染。现代医学以防治感染、对症治疗为主，尚无特效疗法。《素问·四气调神大论》提出“是故圣人不治已病治未病，不治已乱治未乱，此之谓也”。鉴于此，本病的未病先防尤为重要，膏方主要用于滋补养生，强身健体，对于疾病的预防、提高机体的免疫力起到了至关重要的作用。

脾肾阳虚证

【临床表现】脸色差、发白，浑身没力气，精神不好，怕冷，没力气说话，头晕，经常容易感冒，感冒后发病时间比较长，病情容易反复，舌淡胖、边有齿痕，苔薄，脉细。

【治疗法则】健脾补肾。

【膏方选介】太子参300g 白术200g 白芍200g 白茯苓200g 陈皮200g 佛手200g 炙甘草150g 炙黄芪300g 当归200g 生地300g 熟地300g 枸杞子300g 菟丝子200g 鸡血藤300g 山茱萸200g 巴戟天200g 锁阳200g 紫河车300g 补骨脂200g 仙灵脾300g 肉桂200g 鸡内金150g 佩兰150g 冰糖250g 蜂蜜250g 鹿角胶300g

【制膏方法】按上篇中常规制膏方法，冰糖、蜂蜜、鹿角胶等收膏。

【服用方法】每天服1次，在清晨空腹或晚上就寝前服用为宜，亦可每天早、晚各服1次，每次1汤匙（约15ml），用开水化开，温服。

气血两虚型

【临床表现】经常觉得没力气、头晕、气接不上来，胸闷心慌，胃口差，不想吃东西，晚上睡觉睡不着，多梦，心神不安等，舌淡，苔薄，脉细弱。

【治疗法则】补气养血。

【膏方选介】黄芪350g　当归200g　太子参300g　肉桂200g　川芎300g　生地300g　茯苓250g　白术250g　白芍250g　女贞子300g　墨旱莲300g　山萸肉250g　补骨脂200g　仙灵脾300g　鸡血藤300g　酸枣仁200g　伏神200g　远志200g　木香200g　焦山楂150g　焦六曲150g　炒谷芽150g　炒麦芽150g　冰糖250g　蜂蜜250g　龟板胶300g　阿胶300g

【制膏方法】按上篇中常规制膏方法，冰糖、蜂蜜、龟板胶、阿胶等收膏。

【服用方法】每天服1次，在清晨空腹或晚上就寝前服用为宜，亦可每天早、晚各服1次，每次1汤匙（约15ml），用开水化开，温服。

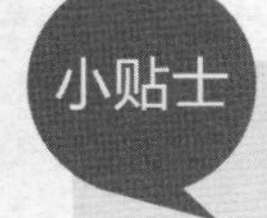

（1）注意饮食清洁，以清淡饮食为主，避免生冷食物。

（2）尽量避免去商场、影院、菜市场等公共场所，以防止呼吸道感染。

（3）适量锻炼，增强体质。

第二节　再生障碍性贫血

再生障碍性贫血简称再障，属于骨髓衰竭性疾病，是一组由多种病因所致的骨髓造血功能障碍，以骨髓造血细胞增生减低和外周血全血细胞减少为特征，临床以贫血、出血和感染为主要表现。根据骨髓衰竭的严重程度和临床病程进展情况分为重型和非重型再障以及急性和慢性再障。急性型再障起病急，进展迅速，常以出血和感染发热为首起及主要表现。病初贫血常不明显，但随着病程发展，呈进行性进展。几乎均有出血倾向，60%以上有内脏出血，主要表现为消化道出血、血尿、眼底出血（常伴有视力障碍）和颅内出血。皮肤、黏膜出血广泛而严重，且不易控制。慢性型再障起病缓慢，以贫血为首起和主要表现；出血多限于皮肤黏膜，且不严重；可并发感染，但常以呼吸道为主，容易控制。膏方主要适用于慢性再障、非重型再障。

肾阴虚证

【临床表现】头晕，腰酸，耳朵嗡嗡响，脸色差、没有光泽，没力气、走不动路，嘴巴干、想喝水，大便干结，很多天才解一次大便，手脚心发烫、出汗，晚上睡着了醒来之后发现身上出汗，舌红，苔薄黄，脉细数。

【治疗法则】滋补肾阴，填精益髓。

【膏方选介】菟丝子300g　女贞子300g　墨旱莲300g　麦冬200g　北沙参300g　制首乌250g　枸杞子300g　生地300g　熟地300g　山茱萸250g　桑葚250g　补骨脂250g　生黄芪300g　鸡血藤300g　肉苁蓉200g　巴戟天200g　制黄精200g　山药200g　牡丹皮250g　泽泻250g　茯苓200g　甘草150g　冰糖250g　饴糖250g　龟板胶300g　阿胶300g

【制膏方法】按上篇中常规制膏方法，冰糖、饴糖、龟板胶、阿胶收膏。

【服用方法】每天服1次，在清晨空腹或晚上就寝前服用为宜，亦可每天早、晚各服1次，每次1汤匙（约15ml），用开水化开，温服。

肾阳虚证

【临床表现】病人脸色不好、发黄，老是晕沉沉的、没力气，腰酸，怕冷，平时穿比较多的衣服，手脚都发冷，心慌，经常会有气不够用的感觉，没力气说话，胃口不好、不想吃东西，舌淡，苔薄白，脉细弱无力。

【治疗法则】温补肾阳，健脾益气。

【膏方选介】仙茅250g　仙灵脾300g　巴戟天300g　五味子200g　党参

300g　炙黄芪320g　补骨脂250g　肉苁蓉250g　山茱萸250g　制黄精250g　怀牛膝250g　鹿茸250g　紫河车300g　肉桂250g　附子200g　熟地黄300g　大枣250g　白术200g　茯苓200g　干姜150g　山药250g　枸杞子250g　陈皮250g　佛手250g　甘草120g　冰糖250g　蜂蜜250g　鹿角胶300g

【制膏方法】按上篇中常规制膏方法，冰糖、蜂蜜、鹿角胶收膏。

【服用方法】每天服1次，在清晨空腹或晚上就寝前服用为宜，亦可每天早、晚各服1次，每次1汤匙（约15ml），用开水化开，温服。

肾阴阳两虚证

【临床表现】头晕没有力气，走路走不动，多走一会就觉得心慌、胸闷、气接不上来，腰酸腰痛，心情烦躁，容易出汗，动一动更加明显，晚上睡着之后也出汗，手脚发凉，晚上睡觉睡不着，容易做梦，胃口差，东西吃不下去，舌红无苔、脉细数或舌淡苔白、脉沉迟。

【治疗法则】滋阴补肾，温肾壮阳。

【膏方选介】熟地300g　山药300g　枸杞子300g　山茱萸300g　肉桂250g　制附子250g　怀牛膝300g　菟丝子200g　杜仲300g　巴戟天300g　淫羊藿300g　补骨脂300g　生地黄300g　女贞子300g　墨旱莲300g　党参300g　仙茅250g　白术200g　茯苓250g　干姜180g　山药200g　陈皮200g　佛手200g　甘草150g　冰糖250g　蜂蜜250g　龟板胶300g　鹿角胶300g

【制膏方法】按上篇中常规制膏方法，冰糖、蜂蜜、龟板胶、鹿角胶收膏。

【服用方法】每天服1次，在清晨空腹或晚上就寝前服用为宜，亦可每天早、晚各服1次，每次1汤匙（约15ml），用开水化开，温服。

小贴士

（1）服用膏方期间，应继续服用既往治疗本病的药物，中草药可暂停服用。

（2）针对本病常见的感染、出血、贫血三大症状，应特别注意个人卫生，进食后常漱口，便后清洗肛门，饮食以清洁的软食为主，忌辛辣，避免剧烈运动。

（3）卧室宜通风。

第三节　免疫性血小板减少症

免疫性（原发性）血小板减少症又叫特发性血小板减少性紫癜，是一种由抗血小板抗体引起的自身免疫性的出血性疾病，其临床特征为病人自身抗血小板抗体导致的血小板破坏增加而使循环血小板减少（$<100g\times10^9/L$），由此引起的皮肤、黏膜出血。常见有鼻出血、牙龈出血，皮肤黏膜瘀青，甚者消化道出血及颅内出血。有关本病的分期如下：①新诊断免疫性血小板减少症：确诊后3个月以内的病人；②持续性免疫性血小板减少症：确诊后3~12个月血小板持续减少的病人；③慢性免疫性血小板减少症：血小板减少持续超过12个月的病人；④重症免疫性血小板减少症；⑤难治性免疫性血小板减少症。本病病人有出血表现或出血倾向时，不适合服用膏方。慢性阶段，无明显出血时，可服用膏方以达阴阳平衡。

阴虚血热证

【临床表现】病人觉得浑身发热、脸很烫，手脚心也很热很不舒服，心情烦躁，睡觉睡得不踏实，经常会醒来，晚上睡着之后容易出汗，喉咙干燥，老是想喝水，嘴唇发红，尿的颜色比较黄等，舌红，苔少，脉细数。

【治疗法则】滋阴凉血。

【膏方选介】水牛角片300g　地骨皮250g　生地黄300g　玄参200g　北沙参300g　麦冬250g　知母250g　赤芍250g　牡丹皮300g　黄芩250g　女贞子300g　墨旱莲300g　枸杞子300g　制黄精300g　鳖甲300g　山药300g　山茱萸300g　牛膝300g　泽泻200g　生茜草250g　藕节炭250g　白茅根250g　侧柏叶250g　鸡血藤300g　紫草300g　冰糖200g　饴糖300g　阿胶300g　龟板胶300g

【制膏方法】按上篇中常规制膏方法，冰糖、饴糖、阿胶、龟板胶收膏。

【服用方法】每天服1次，在清晨空腹或晚上就寝前服用为宜，亦可每天早、晚各服1次，每次1汤匙（约15ml），用开水化开，温服。

脾肾亏虚证

【临床表现】经常头晕，没力气，胸闷，心里发慌，气接不上来，胃口差不想吃东西，腰酸腰痛，大便比较稀，舌淡，舌体胖大，苔薄，脉细弱。

【治疗法则】健脾补肾。

【膏方选介】炙黄芪350g　党参300g　白术250g　茯苓250g　陈皮200g　佛手200g　甘草200g　木香200g　砂仁200g　山药300g　白芍200g　生地黄300g　熟地黄350g　当归200g　龟甲200g　女贞子300g　墨旱莲300g　枸杞子300g　山茱萸200g　怀牛膝300g　杜仲200g　续断200g　菟丝子300g　淫羊藿300g　补骨脂300g　冰糖250g　蜂蜜250g　鹿角胶300g　阿胶300g

【制膏方法】按上篇中常规制膏方法，冰糖、蜂蜜、鹿角胶、阿胶胶收膏。

【服用方法】每天服1次，在清晨空腹或晚上就寝前服用为宜，亦可每天早、晚各服1次，每次1汤匙（约15ml），用开水化开，温服。

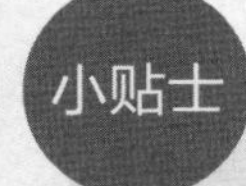

（1）保持乐观的情绪，避免压力过大，平时多休息，多听听舒缓幽静的音乐。

（2）选择软毛牙刷刷牙，不摒二便。

第四节　缺铁性贫血

缺铁性贫血是指机体对铁的需求与供给失衡，导致体内贮存铁耗尽，继之红细胞内铁缺乏从而引起的贫血。缺铁性贫血是最常见的贫血。当需铁量增加而铁摄入不足、铁吸收障碍、铁丢失过多均可引起缺铁性贫血，病人可有乏力、倦怠、头晕、儿童生长发育迟缓、智力低下、易感染等症状，应积极防治。本病以中青年（育龄期）女性多见。因行经丢失大量血液与铁，加之饮食摄入不足，工作劳累，情志不畅，皆可导致铁的吸收不良，待身体储存的铁消耗殆尽之后，可发为本病。中医学认为本病病位在脾胃，脾胃为气血生化之源。先天禀赋不足，饮食不节，劳倦过度，或崩漏、吐血、便血等反复出血，均可导致气血亏虚引起本病。

气血两虚证

【临床表现】脸色不好、有的发黄有的偏白，浑身没力气，觉得走不动路，头晕，眼睛发花，心悸，气不够用，胃口不好，东西吃不下，舌淡，苔薄，脉细弱。

【治疗法则】健脾益胃，益气养血。

【膏方选介】党参300g 茯苓250g 白术250g 甘草200g 陈皮200g 佛手200g 山药300g 莲子250g 砂仁200g 薏苡仁300g 白芍250g 当归250g 川芎250g 生地黄350g 熟地黄350g 制首乌300g 炙黄芪300g 鸡血藤350g 大枣300g 焦山楂300g 炒谷芽250g 炒麦芽250g 鸡内金300g 冰糖250g 蜂蜜250g 鹿角胶300g 龟板胶300g 阿胶300g

【制膏方法】按上篇中常规制膏方法，冰糖、蜂蜜、龟板胶、鹿角胶、阿胶收膏。

【服用方法】每天服1次，在清晨空腹或晚上就寝前服用为宜，亦可每天早、晚各服1次，每次1汤匙（约15ml），用开水化开，温服。

脾肾阳虚证

【临床表现】脸色不好看、发白，头晕没力气，走不动路，经常觉得气喘吁吁，心慌，腰酸，耳朵里面嗡嗡响，比较怕冷，衣服比平常人穿得更多，胃口差，不想吃东西，舌淡胖，苔薄，脉沉细。

【治疗法则】健脾补肾，温阳益气。

【膏方选介】党参300g 炙黄芪350g 木香200g 陈皮200g 砂仁200g 茯苓250g 白术250g 苍术200g 厚朴200g 白芍250g 甘草120g 牛膝300g 熟地黄350g 制附子200g 肉桂250g 山药300g 山茱萸250g 菟丝子300g 补骨脂300g 淫羊藿300g 当归250g 杜仲250g 枸杞子300g 桂枝250g 大枣250g 焦山楂300g 焦六曲300g 炒麦芽250g 冰糖250g 饴糖250g 鹿角胶300g 阿胶300g

【制膏方法】按上篇中常规制膏方法，冰糖、饴糖、鹿角胶、阿胶收膏。

【服用方法】每天服1次，在清晨空腹或晚上就寝前服用为宜，亦可每天早、晚各服1次，每次1汤匙（约15ml），用开水化开，温服。

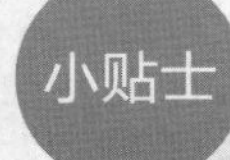

（1）尽量少喝或者不喝茶水和咖啡，服用铁剂期间，少吃牛奶、蛋类及补钙产品，因为这些食物会抑制铁的吸收，注意荤素搭配。
（2）服用膏方期间，如有痔疮出血或者女性月经量过多、胃痛不适等症状，应暂停服用膏方，及时至医院就诊。

第五节　骨髓增生异常综合征

骨髓增生异常综合征是一组异质性后天性克隆性疾患，其基本病变是克隆性造血干、祖细胞发育异常，导致无效造血以及恶性转化危险性增高。其基本临床特征是骨髓中造血细胞有发育异常的形态学表现和外周血三系血细胞减少，以及转变为急性髓系白血病的危险性很高。其临床表现以贫血症状为主，如胸闷心悸、头晕、肢软乏力、纳差等。可伴有感染或出血，少数可有肝、脾、淋巴结肿大。目前唯一治愈本病的方法是造血干细胞移植，但并非适用于所有病人，且移植风险也较大。其它治疗本病的方法还有输血支持治疗、刺激骨髓造血、免疫抑制剂、化疗等，但都存在较大的副作用，且疗效有限。中医中药在本病的治疗中发挥了重要作用。本病存在出血、感染等重症时，不适合单独服用膏方。病情平稳时，可辨证服用。本病属中医学“髓毒劳”、“血证”、“虚劳”、“热劳”、“内伤发热”等范畴。

肾虚血瘀证

【临床表现】精神状态不好，头晕，耳朵嗡嗡响、发胀，浑身没力气，胸闷、心里发慌，脸色差没有光泽，腰酸腰痛，平时比较怕冷，小便多，舌淡青，苔薄，脉细弱。

【治疗法则】健脾补肾，活血解毒。

【膏方选介】党参350g　白术250g　茯苓250g　生黄芪350g　山茱萸300g　补骨脂300g　巴戟天300g　菟丝子300g　女贞子300g　墨旱莲300g　当归250g　白芍250g　丹参300g　鸡血藤300g　三棱250g　莪术250g　土鳖虫300g　黄芩250g　白花蛇舌草300g　连翘300g　生大黄300g　陈皮250g　佛手200g　甘草150g　冰糖250g　蜂蜜250g　鹿角胶300g　阿胶300g

【制膏方法】按上篇中常规制膏方法，冰糖、蜂蜜、鹿角胶、阿胶收膏。

【服用方法】每日1次，在清晨空腹或晚上就寝前服用为宜，亦可每日早、晚各服1次，每次1汤匙（约15ml），用开水化开，温服。

肝肾阴虚证

【临床表现】头晕没力气，耳朵嗡嗡响，腰酸腿软，老是口干想喝水，眼睛干涩、发花，肋骨发胀、经常疼痛，脾气不好，一阵一阵地自觉发热，晚上睡着之后容易出汗，心情烦躁时这些症状会加重，小便颜色发黄，舌红，苔薄黄，脉细弱。

【治疗法则】滋补肝肾，清虚热。

【膏方选介】生地黄300g　熟地黄300g　牡丹皮300g　泽泻250g　茯苓250g　女贞子300g　墨旱莲300g　枸杞子300g　菟丝子300g　山茱萸300g　杜仲250g　制首乌250g　制黄精300g　怀牛膝300g　鸡血藤300g　柴胡200g　太子参350g　生黄芪350g　当归250g　山药300g　桑椹300g　侧柏叶300g　青蒿250g　知母300g　鳖甲250g　冰糖250g　蜂蜜250g　龟甲胶300g　阿胶300g

【制膏方法】按上篇中常规制膏方法，冰糖、蜂蜜、龟甲胶、阿胶收膏。

【服用方法】每日1次，在清晨空腹或晚上就寝前服用为宜，亦可每日早、晚各服1次，每次1汤匙（约15ml），用开水化开，温服。

脾肾阳虚证

【临床表现】头晕，腰酸腿软，走不动路，没力气，气接不上来，胸闷心悸，走路走得快时或者上楼梯时更加明显，耳朵嗡嗡响，比正常人更怕冷，脸色不好，胃口差，舌淡胖，苔白，脉细弱。

【治疗法则】温补脾肾，益气养血。

【膏方选介】补骨脂300g　淫羊藿300g　菟丝子300g　巴戟天250g　杜仲250g　肉桂250g　制黄精300g　枸杞子300g　怀牛膝300g　仙茅300g　山药300g　炙黄芪350g　党参350g　茯苓250g　白术250g　制首乌250g　白芍250g　当归250g　熟地黄300g　甘草200g　焦山楂300g　焦六曲300g　冰糖250g　蜂蜜250g　鹿角胶300g　阿胶300g

【制膏方法】按上篇中常规制膏方法，冰糖、蜂蜜、鹿角胶、阿胶收膏。

【服用方法】每天服1次，在清晨空腹或晚上就寝前服用为宜，亦可每天早、晚各服1次，每次1汤匙（约15ml），用开水化开，温服。

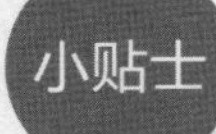

（1）注意饮食清洁，合理调配饮食，对肉类、新鲜蔬菜等要摄取全面，不要偏食。

（2）保持乐观向上、舒畅愉悦的心情。

（3）注意防风避寒，以防感冒的发生。

（4）服用膏方期间，注意监测血常规，如血象变化明显，及时至医院就诊。

第六节　非霍奇金淋巴瘤

非霍奇金淋巴瘤是具有很强异质性的一组独立疾病的总称。在我国也是比较常见的一种肿瘤，在常见恶性肿瘤排位中在前10位以内。非霍奇金淋巴瘤病变是主要发生在淋巴结、脾脏、胸腺等淋巴器官，也可发生在淋巴结外的淋巴组织和器官的淋巴造血系统的恶性肿瘤。可能的原因大致归纳为：（1）免疫功能异常如艾滋病、器官移植、类风湿关节炎和遗传性免疫缺陷等；（2）病毒如成人T细胞淋巴瘤病毒、艾滋病病毒、EB病毒等；（3）化学物质如农药和染发剂；（4）其他如放射性暴露等。其诊断主要靠病理。临床主要表现为淋巴结肿痛、发热、皮肤结节。根据发病部位，有些病人还可表现为胸闷气急、咽痛、腹痛等。本病属中医学“痰核”、“积聚”、“瘰疬”、“石疽”、“失荣”等范畴。本病病人化疗后病情缓解者可服用膏方。

寒痰凝滞证

【临床表现】耳朵前面和后面、颈脖子、腋窝、腹股沟有小包块，不痛不痒，颜色是正常的，手脚冰凉、怕冷，感觉喉咙里面有痰，但是又咳不出来，舌质淡苔薄白，脉沉细而弱。

【治疗法则】温化寒痰，软坚散结。

【膏方选介】熟地300g　肉桂250g　炮姜300g　麻黄200g　白芥子300g　半夏250g　浙贝母300g　白前250g　旋覆花250g　紫苏子300g　桔梗250g　天浆壳250g　瓜蒌300g　海浮石300g　茯苓250g　陈皮300g　佛手250g　夏枯草300g　皂角刺250g　生牡蛎300g　瓦楞子300g　鳖甲300g　地鳖虫300g　甘草150g　饴糖250g　蜂蜜250g　鹿角胶300g

【制膏方法】按上篇中常规制膏方法，饴糖、蜂蜜、鹿角胶收膏。

【服用方法】每天服1次，在清晨空腹或晚上就寝前服用为宜，亦可每天早、晚各服1次，每次1汤匙（约15ml），用开水化开，温服。

气郁痰结证

【临床表现】心情不好，容易烦躁生闷气，耳朵前面和后面、颈脖子、腋窝、腹股沟有小包块，不痛不痒，摸一摸能推得动，头晕，口苦咽干，痰吐不出来，但总是觉得有痰，两侧肋骨下面有时候会觉得疼痛；舌质红，苔微黄，脉弦数。

【治疗法则】舒肝解郁，化痰散结。

【膏方选介】柴胡250g　白芍300g　枳壳250g　郁金300g　姜黄250g　川芎250g　延胡索250g　香附250g　青皮250g　半夏250g　厚朴200g　茯苓300g　紫苏子300g　陈皮250g　佛手250g　丹皮300g　山栀250g　贝母300g　海藻

200g　昆布200g　连翘250g　白花蛇舌草300g　地鳖虫300g　生牡蛎300g　夏枯草250g　饴糖500g　龟板胶300g

【制膏方法】按上篇中常规制膏方法，饴糖、龟板胶收膏。

【服用方法】每天服1次，在清晨空腹或晚上就寝前服用为宜，亦可每天早、晚各服1次，每次1汤匙（约15ml），用开水化开，温服。

血瘀癥积证

【临床表现】耳朵前面和后面、颈脖子、腋窝、腹股沟有小包块，有时候会觉得有点痛，肚子里面好像有包块，有胀痛的感觉，身体比较瘦，胃口差，一阵一阵的发热，舌暗红或有瘀斑、苔黄、脉弦涩。

【治疗法则】活血化瘀，软坚散结。

【膏方选介】鳖甲300g　赤芍300g　玄参250g　丹参300g　太子参300g　桃仁250g　红花250g　川芎250g　川牛膝300g　三棱250g　莪术250g　穿山甲200g　全蝎200g　蜈蚣250g　䗪虫200g　白花蛇舌草300g　猫爪草300g　地鳖虫300g　蛇莓250g　制半夏250g　浙贝母300g　瓜蒌300g　陈皮250g　佛手250g　甘草200g　饴糖250g　冰糖250g　龟板胶300g　阿胶300g

【制膏方法】按上篇中常规制膏方法，饴糖、冰糖、龟板胶、阿胶收膏。

【服用方法】每天服1次，在清晨空腹或晚上就寝前服用为宜，亦可每天早、晚各服1次，每次1汤匙（约15ml），用开水化开，温服。

小贴士

（1）平时注意休息，饮食清洁卫生，肉类、蔬菜、水果等各种饮食均应适量摄入，忌辛辣、忌海鲜、忌酒。

（2）消除精神紧张，避免过度劳累。

（3）如有明显的淋巴结肿痛、发热、消瘦、盗汗等症状，应及时就诊。

第七节　多发性骨髓瘤

多发性骨髓瘤是恶性浆细胞疾病中最常见的一种类型，又称骨髓瘤、浆细胞骨髓瘤。系单克隆的浆细胞异常增生的恶性肿瘤。其特征是单克隆浆细胞恶性增殖并分泌大量单克隆免疫球蛋白。恶性浆细胞无节制地增生、广泛浸润和大量单克隆免疫球蛋白的出现和沉积，正常多克隆浆细胞和多克隆免疫球蛋白分泌受到抑制，从而引起广泛骨质破坏、反复感染、贫血、高钙血症、高黏滞综合征、肾功能不全等一系列临床表现并导致不良后果。其发病原因至今尚未明确。临床观察、流行病学调查和动物实验提示，电离辐射、遗传因素、病毒感染、基因突变可能与其发病有关。本病属中医学“骨痹”、“骨蚀”、“虚劳”、“血虚”等范畴。本病病人化疗后病情稳定期，可适时服用膏方。

肾虚血瘀证

【临床表现】腰酸腿软，头晕，没力气，走不动路，耳朵里面嗡嗡响，平时怕冷，身上各个地方的骨头经常会觉得疼痛，手脚发麻，舌暗红，苔薄，脉弦涩。

【治疗法则】补肾益气，活血通络。

【膏方选介】牛膝300g　续断250g　杜仲250g　桑寄生300g　枸杞子300g　菟丝子300g　补骨脂300g　仙灵脾300g　女贞子300g　墨旱莲300g　黄芪350g　茯苓250g　陈皮250g　当归250g　赤芍250g　桃仁250g　红花250g　川芎300g　没药200g　全蝎200g　蜈蚣200g　水蛭200g　鳖甲300g　蜂房200g　地鳖虫300g　甘草200g　饴糖200g　冰糖300g　龟板胶300g　阿胶300g

【制膏方法】按上篇中常规制膏方法，饴糖、冰糖、龟板胶、阿胶收膏。

【服用方法】每天服1次，在清晨空腹或晚上就寝前服用为宜，亦可每天早、晚各服1次，每次1汤匙（约15ml），用开水化开，温服。

肝肾两虚证

【临床表现】腰酸腰痛，两边肋骨隐痛，头晕沉沉的，有时候头痛，耳朵发胀、里面嗡嗡响，没力气，腿软，晚上睡着之后出汗，眼睛干、看东西看得不是很清楚，嘴巴干想喝水，小便黄，大便比较干，舌暗红，苔薄黄微腻，脉弦大而数。

【治疗法则】滋肾养肝，清热解毒。

【膏方选介】生地黄300g　熟地黄300g　天门冬250g　太子参300g　山茱萸250g　枸杞子300g　女贞子300g　墨旱莲300g　怀牛膝300g　泽泻300g　茯苓250g　陈皮200g　砂仁200g　牡丹皮300g　山药250g　牡蛎300g　鸡血藤300g　当归300g　桃仁250g　红花250g　黄柏250g　砂仁200g　牡丹皮300g　丹参300g　鳖甲300g　浙贝母300g　半枝莲300g　石见穿250g　甘草200g　饴糖300g　冰糖200g　龟板胶300g　阿胶300g

【制膏方法】按上篇中常规制膏方法，饴糖、冰糖、龟板胶、阿胶收膏。

【服用方法】每天服1次，在清晨空腹或晚上就寝前服用为宜，亦可每天早、晚各服1次，每次1汤匙（约15ml），用开水化开，温服。

痰瘀互结证

【临床表现】两边肋骨疼痛，腰痛腰酸，痰多，头晕，浑身没劲、走不动路，有时候觉得心里发慌，舌暗红，苔腻，脉弦滑。

【治疗法则】涤痰散结，化瘀解毒。

【膏方选介】太子参300g　陈皮250g　半夏250g　茯苓250g　甘草200g　佛手200g　苍术200g　厚朴280g　浙贝母300g　石菖蒲300g　枳壳250g　赤芍250g　白芍250g　川牛膝300g　莪术250g　三棱250g　地鳖虫300g　水蛭200g　鳖甲300g　当归250g　薏苡仁300g　瓜蒌250g　乳香250g　没药250g　白花蛇舌草300g　甘草200g　饴糖250g　冰糖250g　龟板胶300g　阿胶300g

【制膏方法】按上篇中常规制膏方法，饴糖、冰糖、龟板胶、阿胶收膏。

【服用方法】每天服1次，在清晨空腹或晚上就寝前服用为宜，亦可每天早、晚各服1次，每次1汤匙（约15ml），用开水化开，温服。

（1）生活作息规律，保持良好的生活态度。

（2）鉴于本病有溶骨性改变，故应避免干重体力劳动，禁止拎重物。

本章参考文献

1. 周郁鸿等主编. 中医血液病［M］. 杭州：浙江科学技术出版社，2013.

2. 侯明. 成人原发性ITP诊断与治疗专家共识［J］. 中华血液学杂志，2016，37（2）：89-92.

3. 黄振翘等主编. 实用中医血液病学［M］. 上海：上海科学技术出版社，2005.

4. 张之南等主编. 血液病学［M］. 北京：人民卫生出版社，2003.

（编者：邓剑青）

第六章 妇女常见疾病

第一节 痛经

凡在经期或经行前后，出现周期性小腹疼痛，或痛引腰骶，甚至剧痛晕厥者称为“痛经”。亦称“经行腹痛”。

西医学把痛经分为原发性痛经和继发性痛经，前者又称功能性痛经，系指生殖系统无明显器质性病变者，约占痛经的90%以上；后者多继发于生殖器官某些器质性病变，如盆腔子宫内膜异位症、子宫腺肌病、慢性盆腔炎等。原发性痛经多见于青少年女性，继发性痛经则育龄期妇女多见。

应用中医膏方治疗痛经不仅可以减轻疼痛程度，还可以根据病人体质及病机的不同加以调理，使其经行顺畅。痛经日久易发生“变证”，如发生胃肠功能紊乱、内分泌失调、继发不孕症、习惯性流产等，此时要充分发挥膏方方大、药多的特点，兼顾变证，力求达到满意疗效。

气滞血瘀证

【临床表现】经前或经期小腹胀痛拒按，经血量少，经行不畅，血色紫暗有块，块下痛暂减，月经干净后疼痛消失，伴胸胁、乳房胀痛，痛甚伴恶心、呕吐、腹泻、头晕、冷汗淋漓、手足厥冷，甚至昏厥，舌质紫暗或有瘀点，苔薄白，脉弦或弦滑。

【治疗法则】理气行滞，化瘀止痛。

【膏方选介】广木香60g　京三棱90g　莪术90g　鹿角片120g　川桂枝

120g　全当归150g　鸡血藤150g　大熟地150g　石楠叶90g　红花120g　杭白菊120g　益母草150g　川芎90g　菟丝子150g　胡芦巴150g　川楝子120g　小茴香90g　小青皮50g　淫羊藿50g　枸杞子150g　制香附120g　山楂肉120g

【制膏方法】将上药加清水煎3次，合并滤液，加热浓缩为清膏，再加蜂蜜收膏即成。

【随症加减】肝气挟冲气犯胃，症见痛而恶心呕吐者，加吴茱萸、法半夏、陈皮和胃降逆。

小腹坠胀或二阴坠胀不适者，加柴胡、升麻行气升阳。

郁而化热，症见心烦口苦、舌红苔黄、脉数者，加栀子、黄柏、夏枯草。

【服用方法】每日2次，在早餐前1小时和晚餐后2小时，每次约15ml，用热开水化开，温服。

寒凝血瘀证

【临床表现】经前或经期小腹冷痛拒按，腰骶部酸痛，得热痛减；月经有时延后，量少，经色暗而有瘀块，伴面色青白、肢冷畏寒，口淡，舌质暗，苔白，脉沉紧。

【治疗法则】温经散寒，化瘀止痛。

【膏方选介】小茴香30g　艾叶60g　官桂心45g　制香附90g　覆盆子120g　淫羊藿120g　石楠叶90g　枸杞子120g　女贞子120g　川续断120g　桑寄生120g　怀山药120g　焦白术60g　潞党参120g　生黄芪120g　全当归90g　大川芎60g　赤白芍各90g　熟地60g　鸡血藤150g　红花60g　粉丹皮90g　川楝子90g

【制膏方法】将上药加清水煎3次，合并滤液，加热浓缩为清膏，再加蜂蜜收膏即成。

【随症加减】寒凝气闭，症见痛甚而厥、四肢冰凉、冷汗淋沥者，加附子、细辛、巴戟天回阳散寒。

冷痛较甚者，加艾叶、吴茱萸。

痛而胀者，酌加乌药、九香虫。

伴肢体酸重不适、苔白腻，或有冒雨、涉水、久居阴湿之地史，乃寒湿为患，宜加苍术、茯苓、薏苡仁、羌活以散寒除湿。

【服用方法】每日2次，在早餐前1小时和晚餐后2小时，每次约15ml，用热开水化开，温服。

湿热瘀阻证

【临床表现】经前或经期小腹疼痛或胀痛不适，有灼热感，或痛连腰骶，或平时小腹疼痛，经前加剧，经血量多或经期长，色暗红，质稠或夹较多黏液；平日带下量多，色黄质稠有臭味，或伴有低热，口干口苦，小便黄赤，大便干结，舌质红，苔黄腻，脉滑数或弦数。

【治疗法则】清热除湿，化瘀止痛。

【膏方选介】牡丹皮50g　黄连10g　生地50g　当归60g　白芍60g　川芎30g　红花50g　桃仁50g　莪术50g　香附30g　延胡索60g　红藤50g　败酱草50g　薏苡仁60g

【制膏方法】将上药加清水煎3次，合并滤液，加热浓缩为清膏，再加蜂蜜收膏即成。

【随症加减】痛连腰骶者，加杜仲、续断、狗脊清热除湿止痛。

伴见月经量多或经期长者，酌加地榆、槐花、马齿苋、黄芩凉血止血。

带下异常者，加黄柏、土茯苓、椿根皮除湿止带。

【服用方法】每日2次，在早餐前1小时和晚餐后2小时，每次约15ml，用热开水化开，温服。

气血虚弱证

【临床表现】经期或经后小腹隐隐作痛，喜按，或小腹及阴部空坠不适，月经量少，色淡，质清稀，面色无光彩，头晕心悸，神疲乏力，饮食减少，大便不成形，舌质淡胖，苔薄白，脉细弱无力。

【治疗法则】益气养血，调经止痛。

【膏方选介】生晒参100g　紫河车100g　潞党参150g　广木香60g　炙黄芪150g　鹿角片120g　桂枝120g　全当归150g　鸡血藤150g　大熟地150g　红花120g　杭白芍120g　益母草150g　川芎90g　菟丝子150g　胡芦巴150g　覆盆子

150g 小青皮50g 淫羊藿50g 枸杞子15g 制香附120g 山楂肉120g

【制膏方法】将上药加清水煎3次，合并滤液，加热浓缩为清膏，再加蜂蜜收膏即成。

【随症加减】伴腰酸不适者，加菟丝子、杜仲补肾壮腰。

【服用方法】每日2次，在早餐前1小时和晚餐后2小时，每次约15ml，用热开水化开，温服。

肾气亏损证

【临床表现】经期或经后1～2日内小腹绵绵作痛，伴腰骶酸痛，经色暗，量少质稀薄；头晕耳鸣，面色晦暗，健忘失眠，舌质淡红，苔薄，脉沉细。

【治疗法则】补肾益精，养血止痛。

【膏方选介】人参50g 潞党参120g 炙黄芪120g 大熟地90g 全当归120g 川芎60g 白芍90g 怀山药120g 巴戟天90g 覆盆子120g 鹿角片90g 石楠叶90g 制香附90g 小茴香30g 艾叶60g 官桂心45g 炒川断120g 川牛膝90g 淫羊藿60g

【制膏方法】将上药加清水煎3次，合并滤液，加热浓缩为清膏，再加蜂蜜收膏即成。

【随症加减】腰骶酸痛者，加菟丝子、桑寄生。

经血量少、色暗者，加鹿角胶、山茱萸。

头晕耳鸣、健忘失眠者，酌加枸杞子、制何首乌、酸枣仁、柏子仁。

夜尿多、小便清长者，加益智仁、桑螵蛸、补骨脂。

【服用方法】每日2次，在早餐前1小时和晚餐后2小时，每次约15ml，用热开水化开，温服。

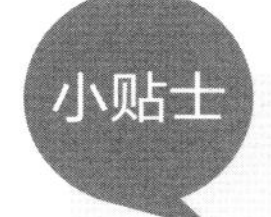

（1）痛经发作剧烈时，可适当选用中成药及布洛芬、654-2等西药止痛，以防厥脱的发生。

（2）对子宫发育不良、畸形或位置过度倾屈、宫颈狭窄等所致经行腹痛，当根据不同情况，选择最佳治疗方案。

第二节　不孕症

不孕症是指婚后有正常性生活同居2年而未受孕者或曾有过妊娠而后未避孕，又连续2年未再受孕者。如果夫妇一方有先天或后天生殖器官解剖生理方面的缺陷，则无法纠正，为绝对不孕；若因某些因素阻碍受孕，一旦纠正仍能受孕，称相对不孕。阻碍受孕的有男方女方或男女双方，据统计女方因素占60%，男方因素占30%。女性不孕因素中，输卵管阻塞性不孕占首要因素；子宫内膜异位症也是不孕的重要原因；无排卵性女子不孕，主要是无排卵或排卵障碍，见于多囊卵巢、高泌乳素、黄素化不破裂卵泡综合征、黄体功能不足等。此外，免疫性不孕、炎症因素、子宫畸形、子宫肌瘤等均可以引起不孕。

膏方治疗作用广泛而全面。对于先天或后天不足导致冲任、胞络发育不良或功能失调导致不孕或因感受外邪、久病失血、房事失节等损伤正气，而致的气血虚弱、脏腑功能衰弱所引起的不孕症，起到了补虚扶正，调和阴阳，养精种子之效。对于感受寒、湿、热邪，邪塞经络，瘀阻脉络，而致的邪实壅盛或因实致虚、虚实夹杂之不孕症，起到了攻补兼施，扶正祛邪，调和气血，调经种子之功。

肾阳亏虚证

【临床表现】婚久不孕，月经不调或停闭，经色暗淡，性欲淡漠，小腹冷，带下量多，清稀如水。或子宫发育不良，头晕耳鸣，腰酸膝软，夜尿多，眼眶黑，面部暗斑，或环唇暗；舌质淡暗苔白，脉沉细尺弱。

【治疗法则】温肾壮阳，暖宫养精，调补冲任。

【膏方选介】巴戟天100g　补骨脂100g　菟丝子120g　肉桂30g　附子120g　杜仲120g　黄芪300g　防风90g　苍术90g　白术150g　党参300g　鸡血藤300g　肉苁蓉120g　生地黄150g　熟地黄150g　赤芍150g　紫石英150g　枸杞子150g　芡实100g　杭白菊90g　山茱萸150g　川椒目30g　枳壳45g　广木香90g

另加：红参50g　白冰糖300g　阿胶（化）200g　龟板胶150g　鹿角胶150g　黑芝麻粉100g

【制膏方法】将上药除另加药外加清水煎3次，合并滤液，加热浓缩为清膏，然后将龟板胶、阿胶、鹿角胶烊化兑入浓缩的清膏中，再将红参另煎汁兑入清膏中，后将黑芝麻粉和白冰糖一起兑入膏中，收膏即成。

【随症加减】子宫发育不良者，可加入紫河车、鹿角片等血肉有情之品，桃仁、丹参、茺蔚子等通补奇经以助子宫发育。

性欲淡漠者，可加入淫羊藿、仙茅、石楠藤、肉苁蓉等温肾填精。

乳房胀痛明显、善叹息者，可加入广郁金、制香附、绿萼梅。

经行夹有血块者，加入五灵脂、益母草活血调经。

【服用方法】每日2次，在早餐前1小时和晚餐后2小时，每次约15ml，用热开水化开，温服。

肾阴亏虚证

【临床表现】婚久不孕，月经常提前，经量少或月经停闭，经色鲜红。或行经时间延长甚则崩中或漏下不止，形体消瘦，头晕耳鸣，腰酸膝软，五心烦热，失眠多梦，眼花心悸，肌肤失润，阴中干涩，舌质稍红略干苔少，脉细或细数。

【治疗法则】补肾养血，滋阴填精，调冲助孕。

【膏方选介】西洋参（另煎，待收膏时入）100g　太子参150g　炒白芍术（各）100g　炒苍术100g　生熟地（各）100g　全当归150g　制黄精120g　炒川断150g　山萸肉100g　菟丝子120g　覆盆子150g　肉苁蓉100g　粉葛根300g　制首乌150g　麦冬120g　明天麻120g　白蒺藜150g　蔓荆子150g　茯苓神（各）100g　胡芦巴90g　广陈皮90g　益母草150g　贯众炭100g

另加：陈阿胶500g　红枣仁200g　核桃肉200g　炒芝麻200g　冰糖500g　黄酒500g

【制膏方法】将上药除另加药外加清水煎3次，合并滤液，加热浓缩为清膏，然后将阿胶用黄酒浸泡一夜，隔水蒸化兑入浓缩的清膏中，后将核桃肉、炒芝麻、红枣仁捣和后和冰糖一起兑入膏中，收膏即成。

【随症加减】乳房胀痛明显、善叹息者，可加入广郁金、制香附、绿萼梅等。

烦躁、五心烦热、大便干、小便黄者，加入知母、炒黄柏、地骨皮、莲子心。

夜寐不佳者，加入钩藤、夜交藤、酸枣仁、青龙齿等。

大便溏薄、腹胀脘痞者，加入煨木香、砂仁等。

【服用方法】每日2次，在早餐前1小时和晚餐后2小时，每次约15ml，用热开水化开，温服。

心肝气郁证

【临床表现】婚久不孕，月经或先或后，经量少，色红，有小血块，小腹作胀或经来腹痛，或经前烦躁易怒，两侧胸部或乳房胀痛，精神抑郁，喜叹息，平时白带量少，头昏腰酸，睡觉不好，咽喉干燥，喉中如有异物梗阻，形体清瘦，舌质偏红苔薄黄，脉弦。

【治疗法则】疏肝解郁，补肾养血，宁心调冲。

【膏方选介】白芍150g　赤芍120g　丹参120g　牡丹皮120g　山栀90g　柴胡90g　薄荷45g　茯苓120g　当归150g　川芎45g　陈皮90g　枸杞子120g　菊花100g　黄精120g　太子参300g　木香90g　槟榔90g　川朴90g　桂圆肉150g　红枣120g

另加：阿胶（烊化）250g　冰糖200g　蜂蜜250g　黑芝麻150g　胡桃肉130g

【制膏方法】将上药除另加药外加清水煎3次，合并滤液，加热浓缩为清膏，然后将阿胶烊化兑入浓缩的清膏中，后将胡桃肉、黑芝麻捣和后和冰糖一起兑入膏中，再加蜂蜜收膏即成。

【随症加减】头痛时作、急躁易怒者，加入沙苑子、白蒺藜等。

夜寐欠佳者，加入夜交藤、酸枣仁、青龙齿等。

大便稀薄、腹胀者，加入炒白术、煨木香、砂仁等。

带下量多、黄白臭秽者，加炒黄柏、车前子、苍术等。

【服用方法】每日2次，在早餐前1小时和晚餐后2小时，每次约15ml，用热开水化开，温服。

瘀滞胞宫证

【临床表现】婚久不孕，月经多延后或周期正常，经来腹痛，进行性加剧，经量多少不一，经色紫暗，有血块，块下痛减。有时经行不畅，淋漓难净，或经间出血，或肛门坠胀，性交痛，舌质紫黯或边有瘀点，苔薄白，脉弦或细涩。

【治疗法则】理血逐瘀，滋阴养血，补肾调冲。

【膏方选介】当归90g　川芎45g　丹参120g　赤芍120g　牡丹皮120g　三棱90g　莪术90g　菟丝子120g　水蛭120g　土鳖虫120g　红藤300g　桂枝45g　生大黄60g　川楝子120g　薏苡仁120g　延胡索120g　淫羊藿150g　柴胡90g　桃仁90g　红花90g　枳壳60g　牛膝120g　益母草150g　桂圆肉150g

另加：白参50g　阿胶（烊化）250g　黑芝麻150g　胡桃肉150g　冰糖100g　冰糖250g　蜂蜜200g

【制膏方法】将上药除另加药外加清水煎3次，合并滤液，加热浓缩为清膏，然后将阿胶烊化兑入浓缩的清膏中，再将白参另煎汁兑入清膏中，后将胡桃肉、黑芝麻捣和后和冰糖一起兑入膏中，再加蜂蜜收膏即成。

【随症加减】腰膝酸软者，加杜仲、狗脊等。

小腹冷痛者，加肉桂、炮姜等。

经行量多或淋漓不净者，加五灵脂、蒲黄、茜草等。

经行量少者，加川牛膝、丹参、泽兰叶等。

胸闷烦躁、乳房胀痛、头痛失眠者，加钩藤、白蒺藜、莲子心等。

【服用方法】每日2次，在早餐前1小时和晚餐后2小时，每次约15ml，用热开水化开，温服。

痰湿内阻证

【临床表现】婚久不孕，月经后期，甚至停闭不行，量少，色淡红，无血块，平时带下量少，色白质黏无臭，体型肥胖，头晕心悸，胸闷泛恶，面目虚胖，性欲较差，易疲劳，舌淡胖苔白腻，脉细弦带滑。

【治疗法则】理气化痰，滋阴助阳，行滞调经。

【膏方选介】苍术90g　白术90g　川朴60g　石菖蒲120g　天南星120g　制香附120g　薏苡仁120g　半夏90g　茯苓90g　大腹皮90g　陈皮90g　鸡内金90g　牡丹皮120g　丹参120g　当归90g　川芎45g　海浮石120g　象贝母90g　淫羊藿150g　砂仁45g　黄精120g　海藻120g　海带90g　桂圆肉100g

另加：生晒参50g　阿胶（烊化）250g　胡桃肉100g　蜂蜜150g　冰糖200g

【制膏方法】将上药除另加药外加清水煎3次，合并滤液，加热浓缩为清膏，然后将阿胶烊化兑入浓缩的清膏中，再将生晒参另煎汁兑入清膏中，后将胡桃肉捣和后和冰糖一起兑入膏中，再加蜂蜜收膏即成。

【随症加减】腰膝酸冷甚者，可加巴戟天等。

胸闷呕恶者，可加竹茹等。

口腻痰多、大便不实者，去当归，加砂仁等。

带下量多、黄白臭秽者，加炒黄柏、败酱草等。

【服用方法】每日2次，在早餐前1小时和晚餐后2小时，每次约15ml，用热开水化开，温服。

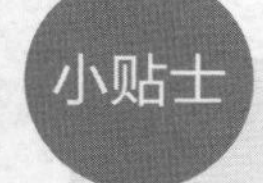

（1）应用膏方时应整体分析，因人而异，并严格把握女性生理变化规律，审慎用药。

（2）服用膏方期间，病人如月经量较多，而所服用膏方中有大量活血化瘀药物者，应暂停服用。

第三节　更年期综合征

妇女在绝经前后出现烘热面赤，进而汗出、精神倦怠、烦躁易怒、头晕目眩、耳鸣心悸、失眠健忘、腰酸背痛、手足心热，或伴月经紊乱等与绝经有关的症状。这些证候常交替出现，发作次数和时间无规律性，病程长短不一，短者数月，长者可迁延数年，中医学则称此类症状为“经断前后诸症”又称“绝经前后诸症”。此外，双侧卵巢切除或放射治疗后卵巢功能衰竭出现围绝经期综合征，可参照本病治疗。

本病若长期失治或误治等，易发生情志异常、心悸、心痛、贫血、骨质疏松等疾患。同时由于此时的内分泌功能紊乱，如果不加以治疗可能会导致一些脏腑器官的器质性病变。此时在妇女进入更年期这个阶段，适时地服用膏方可以有效地防止疾病发生。

肝肾阴虚，肝阳上亢证

【临床表现】经断之年，月经紊乱，烘热汗出，情绪不稳，烦躁易怒，腰膝酸软，头痛头胀，两目干涩，视物模糊，眩晕耳鸣，或四肢震颤，或胁肋疼痛，舌红少苔，脉弦细而数。

【治疗法则】滋阴补肾，平肝潜阳。

【膏方选介】生地120g 白芍120g 山萸肉120g 女贞子120g 旱莲草120g 菟丝子120g 巴戟天120g 枸杞子120g 川牛膝150g 肉苁蓉120g 淫羊藿120g 知母100g 丹皮100g 川楝子60 炒山栀100 地骨皮100g 五味子60g 煅龙骨180g 煅牡蛎180g 山楂150g 鸡内金100g 怀山药150g 茯苓100g 泽泻100g 沙苑子100g 陈皮60g

另加：阿胶（烊）250g 胡桃肉250g 龙眼肉200g 黑芝麻250g 红枣200g 冰糖300g

【制膏方法】将上药除另加药外加清水煎3次，合并滤液，加热浓缩为清膏，然后将阿胶烊化兑入浓缩的清膏中，将胡桃肉、龙眼肉、黑芝麻和红枣捣和后兑入清膏中，再加冰糖收膏即成。

【随症加减】兼口苦咽干、郁火较甚者，可加龙胆草、黄连、天花粉以增强清肝泄热之力。

有虚热或汗多者，可加地骨皮、浮小麦退虚热而止汗。

手足麻木、肌肉抽动，可加全蝎、蜈蚣等以祛风化痰通络。

头项挛急不舒者，可加葛根以生津缓急止痛。

心烦失眠者，可加夜交藤、茯神、远志、石菖蒲以宁心安神。

经行不畅、经色紫暗夹有血块者，加益母草、泽兰、桃仁、赤芍药以清热活血。

【服用方法】每日2次，在早餐前1小时和晚餐后2小时，每次约15ml，用热开水化开，温服。

阴虚内热，心肾不交证

【临床表现】经断前后，情绪低落，焦虑多疑，或忧郁寡欢，虚烦失眠，心悸气短，多梦健忘，头晕耳鸣，咽干，腰膝酸软，小便短赤，舌质红，少苔，脉细弱或细数。

【治疗法则】滋阴降火，宁心安神。

【膏方选介】党参120g　玄参120g　天冬120g　麦冬120g　当归120g　炒白芍120g　茯神木120g　酸枣仁120g　石菖蒲120g　远志肉90g　川芎90g　知母90g　淫羊藿120g　浮小麦120g　炙甘草120g　柴胡120g　炙黄芪120g　熟地黄120g　山萸肉120g　怀山药120g　枸杞子120g　女贞子120g　旱莲草120g　合欢皮120g　茯苓120g

另加：阿胶250g　龟板胶250g　冰糖250g

【制膏方法】将上药除另加药外加清水煎3次，合并滤液，加热浓缩为清膏，然后将阿胶和龟板胶烊化兑入浓缩的清膏中，再加冰糖收膏即成。

【随症加减】兼见火旺伤阴，症见舌红绛无苔者，可加石斛、沙参以甘寒滋阴。

潮热盗汗、悲伤欲哭者，加百合、大枣以甘润养心神。

彻夜难眠者，则加珍珠母、龙骨、牡蛎、灵磁石等以镇静安神。

盗汗者，可加煅龙骨、煅牡蛎、瘪桃干等敛阴止汗。

兼见肝火上炎，症见头晕目眩较重者，可加菊花、桑叶等清散肝火。

大便欠畅者，可加麻子仁以润肠通便。

【服用方法】每日2次，在早餐前1小时和晚餐后2小时，每次约15ml，用热开水化开，温服。

小贴士

（1）绝经期前后的妇女是生殖器肿瘤好发年龄，应定期作防癌普查。对发生的特殊腹痛、异常的阴道流血、异常增多的带下等情况，要及时检查，确定疾病性质，以便早期诊断、早期治疗。

（2）注意劳逸结合，参加适当的劳动和活动，不可过度安逸少动，宜做适当运动，如打太极拳、练气功等，可以锻炼身体，分散注意力，顺利度过更年期。

（3）生活应有规律，以避免外邪侵袭。调节饮食，忌食辛燥耗散之品。

（4）日常生活要轻松愉快，勿使大怒，勿令忧思。节制房事，以养精神。

第四节　乳腺增生病

乳腺增生是因情志内伤、冲任失调、痰瘀凝结所致，以乳房内形成形状不一的肿块，疼痛，与月经周期相关为主要表现的乳房疾病。本病是临床上最常见的乳房疾病，具有一定的癌变倾向。临床表现为乳房疼痛，以胀痛为主，或刺痛或牵拉痛，以乳房肿块为中心常涉及胸胁部或肩背部，或伴乳头疼痛或痛痒；疼痛常在月经前加剧，月经后减轻，或随情绪波动而变化，痛甚者不可触碰，影响行走或活动。

乳腺增生是慢性疾病，属于本虚标实之病，治疗周期较长，适宜服用膏方调治。但在服用膏方前应结合相关的辅助检查等排除其他乳腺疾病。因乳癖病人常兼有消化欠佳，而胶类药多甘润滋腻，要适当配伍理气运脾之品，否则往往会由于过于滋腻而出现“呆补”的不良反应。同时应注意少用辛香燥热之品，以防伤阴。

肝郁痰凝证

【临床表现】多见于青壮年妇女，乳房肿块随喜怒消长，伴有胸闷胁胀，抑郁易怒，失眠多梦，心烦口苦，苔薄黄腻，脉弦滑。

【治疗法则】疏肝解郁，化痰散结。

【膏方选介】柴胡90g　当归100g　川芎60g　白芍150g　白术100g　浙贝母100g　半夏100g　川楝子150g　香附150g　八月札100g　娑罗子150g　玫瑰花60g　枳壳100g　天门冬100g　夏枯草300g　木馒头100g

【制膏方法】将上药加清水煎3次，合并滤液，加热浓缩为清膏，加入蜂蜜300g收膏即成。

【随症加减】肝郁化火者，加丹皮、山栀子、龙胆草。

乳房胀痛明显者，加延胡索、川楝子、制乳香、制没药、八月札等。

腹泻、消化不良者，加山药、白扁豆。

舌苔厚腻者，加薏苡仁、陈皮。

心烦易怒、口苦者，加山栀子、丹皮、黄芩。

头晕者，加天麻、钩藤、石决明、生牡蛎、枸杞子、菊花。

痛经或乳房刺痛明显者，加延胡索、香附、丝瓜络、赤芍药、王不留行。

病程较长、肿块质地偏硬者，加莪术、八月札。

【服用方法】每日2次，在早餐前1小时和晚餐后2小时，每次约15ml，用热开水化开，温服。

肝肾阴虚证

【临床表现】经来乳房胀痛，可触及乳房内有大小不等的肿块，伴头晕目眩，两目干涩，咽干口燥，手足心热，日间阵发性发热，睡眠时汗出，失眠多梦，腰膝酸软，月经先后不定期或经闭，舌质红少苔，脉象细数。

【治疗法则】滋补肝肾，化痰散结。

【膏方选介】熟地150g　当归100g　白芍200g　枸杞子150g　女贞子150g　怀山药150g　茯苓150g　天门冬100g　玄参150g　夏枯草300g　海藻200g　贝母100g　香附60g　鳖甲胶200g

【制膏方法】将上药除鳖甲胶外，余药加清水煎3次，合并滤液，加热浓缩为清膏，加入蜂蜜300g、鳖甲胶200g收膏即成。

【随症加减】肾阴虚火旺者，加知母、黄柏。

夜间发热者，加地骨皮、鳖甲、青蒿；五心烦热、失眠多梦者，加丹参、栀子、酸枣仁、柏子仁、生地黄。

目涩耳鸣、腰膝酸软、舌红少苔者，加枸杞子、何首乌、生地黄、麦门冬、玄参。

咽干口燥明显者，加生地黄、天花粉；乳头溢血者，加丹皮、栀子、茜草、仙鹤草。

【服用方法】每日2次，在早餐前1小时和晚餐后2小时，每次约15ml，用热开水化开，温服。

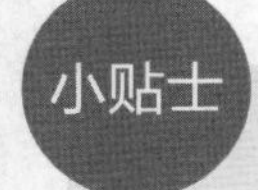

（1）少部分乳腺增生病有恶变倾向，故在服用膏方期间，若发现乳房肿块增大、变硬或乳头有异常分泌物者，应及时到乳腺专科检查，以免贻误病情。

（2）月经期可暂停服用膏方。

第五节　黄褐斑

黄褐斑是指在颜面皮肤上出现局限性淡褐色或深褐色色素改变的一种皮肤病，好发于额及颊部，分布对称，无自觉症状，男女均可发生，但以女性多见，该病属于中医学“黧黑斑”“面尘”之范畴。

黄褐斑的发病原因尚未明了，一般认为与内分泌有关，常见于妇女妊娠期、口服避孕药及慢性疾患，而日常某些化妆品、药物及日光照射对黄褐斑的发生和加剧也有一定的关系。

黄褐斑病机较复杂，在治疗上尚无快捷和特效的方法，治疗周期较长，中药内服一般以3个月为1个疗程。因此，选用膏方治疗具有独特的优势。膏方所选用的中药性质温和，毒副作用小，口感好，且服用方便，有利于病人坚持用药，以获良好疗效。

气滞血瘀证

【临床表现】斑色灰褐或黑褐，或伴有慢性肝病，或月经色暗有血块，或痛经，舌质暗红有瘀斑，苔薄，脉涩。

【治疗法则】理气活血，化瘀消斑。

【膏方选介】柴胡90g　香附100g　薄荷30g　山栀100g　陈皮90g　黄芩100g　赤芍150g　红花100g　丹参150g　丹皮150g　川芎50g　黑大豆150g　赤小豆150g　金银花150g　甘草50g

【制膏方法】上药加水煎煮3次，滤液去渣，合并药液，加热浓缩为清膏，再加冰糖300g收膏即成。

【随症加减】胸闷乳胀者，加郁金、夏枯草、延胡索、川楝子。

大便干结者，加瓜蒌仁、决明子。

痛经者，加蒲黄、乌药、益母草。

病程长者，加白僵蚕、白芷；小便黄赤者，加白花蛇舌草、金钱草、泽泻、车前子。

【服用方法】每日2次，在早餐前1小时和晚餐后2小时，每次约15ml，用热

开水化开，温服。

肝肾不足证

【临床表现】以产后及更年期妇女多见，多见于眼眶周围及下颏部等处，斑色褐黑，面色暗，常伴有腰膝酸软、头晕目眩、胁痛目涩、口燥咽干、月经量少等。偏于阴虚者，形体消瘦，手足烦热，阵发性发热出汗，失眠健忘，舌红苔薄，脉弦细；偏于阳虚者，自觉怕冷，神疲乏力，舌质淡胖苔薄白，脉沉迟。

【治疗法则】补益肝肾，和营化斑。

【膏方选介】熟地黄300g　生地黄150g　何首乌150g　山茱萸150g　山药200g　茯苓200g　丹皮100g　泽泻100g　女贞子200g　枸杞子150g　旱莲草150g　黑大豆150g　鸡血藤150g　石斛120g　天冬150g　玉竹150g　珍珠粉20g　神曲100g　陈皮90g　甘草50g　龟板胶100g　阿胶200g

【制膏方法】上药除龟板胶、阿胶、珍珠粉外，其余药物加水煎煮3次，滤液去渣，合并药液，加热浓缩为清膏，再将龟板胶、阿胶加适量黄酒浸泡后隔水炖烊，冲入清膏和匀，最后加蜂蜜300g收膏，膏滋将成时调入珍珠粉即可。

【随症加减】阴虚火旺明显者，加知母、黄柏。

大便干结者，加肉苁蓉、决明子、火麻仁。

或便秘伴口干者，加麦门冬、玄参、生大黄。

腹泻者，加补骨脂、肉豆蔻。

腹胀消化不良者，加焦山楂、陈皮、厚朴。

心烦者，加莲子心、淡竹叶。

烦热夜间睡眠汗出者，加地骨皮、丹皮。

经血不调者，加丹参、益母草。

痛经或经血夹块者，加桃仁、红花。

失眠多梦者，加生龙齿、生牡蛎、酸枣仁、合欢皮、五味子、柏子仁。

面色暗者，加赤芍药、川芎、丹参。

斑片日久色深者，加丹参、白僵蚕。

【服用方法】每日2次，在早餐前1小时和晚餐后2小时，每次约15ml，用热开水化开，温服。

（1）保证充足的睡眠和良好的心理状态，避免过度的劳累，克服焦虑急躁、抑郁的情绪，同时积极配合治疗。

（2）慎用化妆品，在选择化妆品时应尽量选择化学成分简单、色淡、味轻、质量有保证的产品，同时面部不宜滥涂外用药物。

（3）合理膳食，宜选择富含维生素C的食物，如：西红柿、青辣椒、山楂、猕猴桃、新鲜的绿芽菜、柑橘类水果等，因为维生素C可使色素减退；同时还应少食富含酪氨酸的食品，如动物的肝脏、木耳、海带、黑豆、黑芝麻、核桃等，因酪氨酸酶可使色素加深。同时应慎食辛辣以及油炸食品以免加重病情。

（4）阳光照射也是黄褐斑的诱发因素之一，故应采取防光措施。在阳光特别强烈时，尽量不要外出，外出时应使用防晒物品，如撑伞、戴帽子、戴墨镜、涂防晒霜等。

本章参考文献

1. 周端. 中医膏方学［M］. 北京：中国中医药出版社. 2014

2. 庞国明. 膏方临床应用指南［M］. 北京：中国医药科技出版社. 2012

3. 吴银根，方泓. 中医膏方治疗学［M］. 北京：人民军医出版社. 2011

4. 沈洪，章亚成. 中医临证膏方指南［M］. 南京：东南大学出版社. 2009

5. 汪文娟，庄燕鸿，陈保华. 中医膏方指南［M］. 上海：第二军医大学出版社，2003.

6. 胡建华. 中医膏方经验选［M］. 北京：人民卫生出版社，2010.

7. 陈家英，周吉燕. 中医膏方治病百问［M］. 上海：上海中医学院出版社，1992.

（编者：李明）

第七章 儿科疾病

儿童时期是人生的关键时期，小儿在生理、病理、治疗用药等方面都与成人有明显的不同。一方面，小儿生机蓬勃，发育迅速，为“纯阳之体”。小儿在生长过程中，表现为生机旺盛，蓬勃发展，好比旭日之初升，草木之方萌，蒸蒸日上，欣欣向荣。另一方面，小儿脏腑娇嫩，形气未充，“稚阳未充，稚阴未长”。其脏腑功能、形态结构都是不够成熟和相对不足的，尤其以肺脾肾三脏更为突出，易发生肺、脾、肾三系疾病。“肺常不足，脾常不足，肾常虚”是对小儿体质的主要概括。

肺主一身之气，外合皮毛腠理。小儿生后肺气始用、娇嫩尤甚，其主气、司呼吸功能稚弱，表现在呼吸不匀、息速较促、卫外不固，若调护不慎易患感冒、咳喘等病。

脾为后天之本，气血生化之源。小儿脾常不足，运化能力弱，加之饮食不知自调，易发生呕吐、泄泻、食积、厌食等脾系疾病。

肾为先天之本，主生长发育。骨骼、脑髓、发、耳、齿等的形态结构与功能均与肾有着密切的关系。小儿肾气稚弱，未充之肾精常与其迅速生长发育的需求显得不相适应，易出现生长发育迟缓、遗尿等肾系疾病。若因过食滋补，特别是过食含生长激素的食物等，又易阴阳失调、阴虚火旺、相火妄动，而致“天癸”早至，出现性早熟等临床病症。

不仅如此，小儿心、肝两脏同样未曾充实、完善。肝主疏泄、主筋，小儿肝气未实、经筋刚柔未济，表现为好动，易发惊惕、抽风等症。心主血脉，又主神明。心神怯弱未定，表现在智力、语言未发育完善，易受惊吓，思维、行动等约束力较差。

膏方通过益肺、健脾、补肾等方法，对于上述慢性或反复发作性疾病以及其他病后体质虚弱的患儿有较好的疗效。

第一节　厌食

厌食是以较长时期厌恶进食、食量减少为特征的一种小儿常见病证。

本病可发于任何季节，但夏季暑湿当令之时，可使症状加重。各年龄阶段儿童均可发病，以1~6周岁多见。患儿除食欲不振外，一般无其他明显不适，预后良好；但长期不愈者，可使气血生化乏源，抗病能力下降，而易患他病，甚至影响生长发育，转为疳证。

本病多因喂养不当、他病伤脾、先天不足、情志失调引起，其病变脏腑主要在脾胃，病机关键为脾胃失健，纳化失和。

本病的治疗，以健脾和胃为基本原则。宜用芳香之剂解脾胃之困，以恢复脾胃运纳之机，脾胃调和，脾气健运，则胃纳自开。脾失健运者，当以运脾和胃为主；脾胃气虚者，治宜健脾益气为先；脾胃阴虚者，适以养胃育阴之法；若属肝脾不和者，则当疏肝理气以助脾运。运脾之法，有燥湿助运、消食助运、理气助运、温运脾阳等，在本病中需辨证灵活运用。

需要注意的是，消导不宜过峻，燥湿不宜过热，补益不宜过滞，养阴不宜过腻，以防损脾碍胃，影响纳运。在药物治疗的同时，还应注意饮食调养，纠正不良的饮食习惯，方能取效。

脾失健运类证

【临床表现】食欲不振，厌恶进食，食而乏味，食量减少，或伴胸脘痞闷、嗳气、恶心，大便不调，偶尔多食后脘腹饱胀，形体尚可，精神如常，舌淡红，舌苔薄白或白腻，脉尚有力。

【治疗法则】调和脾胃，运脾开胃。

【膏方选介】太子参120g　焦山楂90g　茯苓90g　白术90g　陈皮90g　枳实300g　大枣60g　神曲90g　麦芽90g　鸡内金60g

【制膏方法】上药加水煎煮3次，滤汁去渣，合并滤液，加热浓缩为清膏。加饴糖300g，冰糖200g收膏即成。

【随症加减】脘腹胀满者，加木香、厚朴、莱菔子。

身体困重者，加荷叶、扁豆花、砂仁。

大便偏干者，莱菔子。

大便偏稀者，加山药、薏苡仁。

【服用方法】每日1~2次，在早餐前1小时和晚餐后2小时，每次5~15ml，用热开水化开，温服。

脾胃气虚证

【临床表现】不思进食，食而不化，大便偏稀夹不消化食物，面色少华，形体偏瘦，肢倦乏力，舌质淡，苔薄白，脉缓无力。

【治疗法则】健脾益气，佐以助运。

【膏方选介】党参90g　茯苓90g　白术90g　怀山药90g　白扁豆90g　砂仁30g　桔梗30g　陈皮60g　莲子肉100g　芡实150g

【制膏方法】上药除莲子肉、芡实外，余药加水煎煮3次，滤汁去渣，合并滤液，加热浓缩为清膏，莲子肉、芡实煮熟至烂透，研碎，调入清膏和匀，加入蜂蜜300g、冰糖200g收膏即成。

【随症加减】苔腻便稀者，去白术，加苍术、薏苡仁。

便溏、面白肢冷者，加炮姜、肉豆蔻。

饮食不化者，加焦山楂、炒谷芽、炒麦芽；汗多易感者，加炙黄芪、防风。

【服用方法】每日1~2次，在早餐前1小时和晚餐后2小时，每次5~15ml，用热开水化开，温服。

胃阴亏虚证

【临床表现】不思进食，食少饮多，皮肤失润，大便偏干，小便短黄，甚或烦躁少寐，手足心热，舌红少津，苔少或花剥，脉细数。

【治疗法则】滋脾养胃，佐以助运。

【膏方选介】玄参90g　炒麦芽90g　鸡内金60g　麦冬90g　生地90g　北沙参90g　石斛90g　玉竹90g　乌梅60g　怀山药90g　甘草20g　黑芝麻100g

【制膏方法】上药黑芝麻外，余药加水煎煮3次，滤汁去渣，合并滤液，加热浓缩为清膏，黑芝麻研碎后，调入清膏和匀，加入蜂蜜300g、冰糖200g收膏即成。

【随症加减】口渴烦躁者，加天花粉、芦根、胡黄连。

大便干结者，加火麻仁、郁李仁、瓜蒌仁。

夜寐不宁，手足心热者加牡丹皮、莲子心、酸枣仁。

食少不化者，加炒谷芽、焦神曲。

兼有脾气虚弱者，加山药、太子参。

【服用方法】每日1~2次，在早餐前1小时和晚餐后2小时，每次5~15ml，用热开水化开，温服。

肝脾不和证

【临床表现】厌恶进食，嗳气频繁，胸胁痞满，性情急躁，面色少华，神疲肢倦，大便不调，舌质淡，苔薄白，脉弦细。

【治疗法则】疏肝健脾，理气助运。

【膏方选介】柴胡60g　紫苏梗90g　当归90g　白芍90g　白术90g　茯苓90g　焦山楂90g　焦神曲90g　炒麦芽90g　甘草20g

【制膏方法】上药加水煎煮3次，滤汁去渣，合并滤液，加热浓缩为清膏。加饴糖300g、冰糖200g收膏即成。

【随症加减】烦躁不宁者，加连翘、钩藤。

夜寐不安者，加莲子心、栀子。

口苦泛酸者，加黄连、吴茱萸。

嗳气呃逆者，加旋覆花、代赭石。

【服用方法】每日1~2次，在早餐前1小时和晚餐后2小时，每次5~15ml，用热开水化开，温服。

桃叶膏

【组成】鲜蜜桃叶5kg　炮穿山甲20g　炙鳖甲20g　土鳖虫10g　鸡内金15g　三棱10g　莪术10g　陈皮10g　红糖500g

【功用】健脾和胃，消积除满，行气活血。

【适用范围】适用于饮食积滞、气血不通而致厌食者。

【制膏方法】取鲜蜜桃叶煎煮取汁，浓缩至拉丝，加入研为细粉的其他诸药，拌匀，收膏备用。

【服用方法】每日晨起空腹服用1~2汤匙（约6~10g），7~14天为1个疗程。

【注意事项】此方适用于胃肠积滞、气血不通之实证，虚证忌用。

小贴士

（1）规律饮食。进餐定时，少吃零食，少饮高热量饮料。

（2）平衡膳食。合理选择食谱，做到粗细、荤素菜搭配；讲究花式品种，增进儿童食欲，防止偏食；粗纤维食物的要切碎，以适应孩子脾胃功能尚未健全的特点；注意微量元素的合理补充，如：动物肝脏、瘦肉、蛋黄、鱼类、豆类及豆制品等食物。

（3）注意用餐环境。在家进餐时应固定地点，选择适合孩子的餐具、桌椅，让孩子自己坐着吃饭；避免分散儿童注意力，不能让孩子边吃边玩或看电视。

第二节　泄泻

泄泻是以大便次数增多，粪质清稀或如水样为特征的一种小儿常见病。

本病一年四季均可发生，夏秋季节发病率高，不同季节发生的泄泻，证候表现有所不同。2岁以下小儿发病率高，是我国婴幼儿最常见的疾病之一。本病轻者治疗得当，预后良好；重者下泄过度，易见气阴两伤，甚至阴竭阳脱；久泻不愈者，则易转为慢惊风或疳证。

本病治疗以运脾化湿为基本法则。实证以祛邪为主，根据不同证候特点治以清肠化湿、祛风散寒、消食导滞。虚证以扶正为主，分别治以健脾益气、温补脾肾。泄泻变证，总属正气大伤，分别治以益气养阴、酸甘敛阴，护阴回阳、救逆固脱。

需要注意的是，并非所有的小儿腹泻都适宜内服膏方治疗，临床适宜内服膏方治疗的主要证候是伤食泻、脾虚泻、脾肾阳虚泻等。

伤食证

【临床表现】大便稀溏，夹有乳凝块或食物残渣，气味酸臭，或如败卵，脘腹胀满，便前腹痛，泻后痛减，腹痛拒按，嗳气酸馊，或有呕吐，不思乳食，夜卧不安，苔白厚腻或微黄，脉滑实，指纹滞。

【治疗法则】运脾和胃，消食化滞。

【膏方选介】焦山楂90g　焦神曲90g　鸡内金60g　陈皮60g　姜半夏90g　茯苓90g　连翘60g

【制膏方法】上药加水煎煮3次，滤汁去渣，合并滤液，加热浓缩为清膏。加饴糖300g，冰糖200g收膏即成。

【随症加减】腹痛者，加木香、槟榔；腹胀者，加厚朴、枳壳。

呕吐者，加藿香、砂仁、生姜。

【服用方法】每日1~2次，在早餐前1小时和晚餐后2小时，每次5~15ml，用热开水化开，温服。

脾虚证

【临床表现】大便稀溏，色淡不臭，多于食后作泻，时轻时重，面色萎黄，形体消瘦，神疲倦怠，舌淡苔白，脉缓弱，指纹色淡。

【治疗法则】健脾益气，助运止泻。

【膏方选介】党参100g　怀山药100g　炒白术100g　茯苓100g　炒薏苡仁100g　炒扁豆100g　陈皮30g　砂仁50g　炙甘草30g　焦山楂100g　莲子肉150g

【制膏方法】上药除莲子肉外，余药加水煎煮3次，滤汁去渣，合并滤液，加热浓缩为清膏，莲子肉煮熟捣泥，调入清膏和匀，加入饴糖200g收膏即成。

【随症加减】不思饮食、舌苔腻者，加藿香、苍术。

腹胀者，加木香、乌药。

腹冷舌淡、大便清稀夹有不消化食物者，加炮姜、煨益智仁。

久泻不止，内无积滞者，加肉豆蔻、石榴皮。

【服用方法】每日1~2次，在早餐前1小时和晚餐后2小时，每次5~15ml，用热开水化开，温服。

脾肾阳虚证

【临床表现】久泻不止，大便清稀，澄澈清冷，完谷不化，或见脱肛，形寒肢冷，面色发白，精神萎靡，睡时露睛（眼睑无法完全遮蔽眼球），舌淡苔白，脉细弱，指纹色淡。

【治疗法则】温补脾肾，固涩止泻。

【膏方选介】党参100g　白术100g　炙甘草30g　炮姜60g　吴茱萸50g　补骨脂100g　肉豆蔻100g　莲子肉150g　芡实250g

【制膏方法】上药除莲子肉、芡实外，余药加水煎煮3次，滤汁去渣，合并滤液，加热浓缩为清膏，莲子肉、芡实煮熟捣泥，调入清膏和匀，加入饴糖200g收膏即成。

【随症加减】脱肛者，加炙黄芪、升麻。

久泻滑脱不禁者，加诃子、石榴皮、赤石脂。

【服用方法】每日1~2次，在早餐前1小时和晚餐后2小时，每次5~15ml，用热开水化开，温服。

小贴士

（1）适当控制饮食，减轻胃肠负担，吐泻严重及伤食泄泻患儿可暂时禁食，后随着病情好转，逐渐增加饮食量。忌食油腻、生冷及不易消化的食物。

（2）保持皮肤清洁干燥，婴幼儿应勤换尿布。每次大便后，宜用温水清洗臀部并使用护臀膏，防止发生红臀。

（3）密切观察病情变化，防止发生泄泻变证。

第三节　便秘

便秘是指大便秘结不通，排便次数减少或排便间隔时间延长，或大便艰涩排出不畅的病证。便秘包括器质性便秘与功能性便秘两类。本节所述便秘主要指儿童功能性便秘。

小儿功能性便秘一年四季均可发生，在2～14岁的小儿中发病率为3. 8%，并呈逐步上升趋势。本病经过合理治疗，一般预后良好，但本病易造成肛裂，迁延不愈者，可能引起脱肛、痔疮等疾病。

小儿便秘的常见病因有饮食因素、情志因素、热病伤津及正虚等。其主要病位在大肠，常与脾、肝、肾三脏相关，病机关键是大肠传导功能失常。

本病治疗以濡润肠腑，通导大便为基本法则。临床应根据病因不同，分别采用消食导滞、清胃泄热、疏肝理气、益气养血等治法。

需要注意的是，便秘治疗需分清虚实，即使是实证便秘，通下也不可太过，以免损伤正气。同时注意标本兼治，急则治其标，缓则治其本，如大便不通日久，则需先通下大便，而后服用膏方调理。

乳食积滞证

【临床表现】大便秘结，脘腹胀痛，不思饮食，手足心热，小便黄少，或恶心呕吐，或有口臭，舌质红，苔黄厚，指纹紫滞。

【治疗法则】消积导滞，清热和中。

【膏方选介】1、乳积：炒麦芽90g　炒谷芽90g　焦神曲90g　香附60g　陈皮60g　炒莱菔子60g

2、食积：焦神曲90g　焦山楂90g　炒莱菔子60g　鸡内金60g　陈皮60g　法半夏90g　茯苓90g　连翘60g

【制膏方法】上药加水煎煮3次，滤汁去渣，合并滤液，加热浓缩为清膏。加蜂蜜200g，冰糖100g收膏即成。

【随症加减】大便干结甚者，加郁李仁、瓜蒌子。

腹胀甚者，加枳实、厚朴。

口气臭秽，舌苔黄垢者，加胡黄连、槟榔。

恶心呕吐者，加紫苏梗、竹茹。

【服用方法】每日1~2次，在早餐前1小时和晚餐后2小时，每次5~15ml，用热开水化开，温服。

燥热内结证

【临床表现】大便干结，排便困难，甚至便秘不通，或如羊矢状，腹胀不适，或面赤身热，小便短黄，或口干口臭，或口舌生疮，舌质红，苔黄燥，脉数有力，指纹色紫。

【治疗法则】清腑泄热，润肠通便。

【膏方选介】火麻仁100g　酒大黄100g　枳实50g　厚朴50g　杏仁50g　白芍50g　生地80g　玄参80g　麦冬80g　槐花30g　桃仁50g

【制膏方法】上药加水煎煮3次，滤汁去渣，合并滤液，加热浓缩为清膏，按1：2比例兑入白蜜收膏即成。

【随症加减】纳差、口臭者，加炒莱菔子、焦山楂、鸡内金、槟榔。

口干甚者，加天花粉、北沙参。

身热面赤者，加葛根、黄芩。

口舌生疮者，加黄连、栀子。

腹胀痛者，加木香、槟榔。

【服用方法】每日1~2次，在早餐前1小时和晚餐后2小时，每次5~15ml，用热开水化开，温服。

【注意事项】体虚者不宜久服。

气机郁滞证

【临床表现】大便秘结，欲便不得，甚或腹胀疼痛，胸胁痞满，嗳气频作，舌质红，苔薄白，脉弦，指纹滞。

【治疗法则】疏肝理气，导滞通便。

【膏方选介】木香70g　乌药90g　厚朴80g　香附60g　熟大黄45g　槟榔70g　枳实70g　柴胡60g　莱菔子60g　紫苏梗60g　黄芩60g　白芍45g　桃仁70g

【制膏方法】上药加水煎煮3次，滤汁去渣，合并滤液，加热浓缩为清膏，按1：2比例兑入白蜜收膏即成。

【随症加减】腹胀痛者，加青皮；嗳气不除者，加旋覆花、青皮；口苦咽干者，加栀子。

【服用方法】每日1~2次，在早餐前1小时和晚餐后2小时，每次5~15ml，用热开水化开，温服。

气虚不运证

【临床表现】时有便意，大便不结，但努挣难下，挣时汗出气短，便后疲乏，神疲气怯，面色㿠白，舌淡苔薄，脉虚弱，指纹淡红。

【治疗法则】健脾益气，润肠通便。

【膏方选介】黄芪110g　党参90g　白术50g　火麻仁100g　陈皮45g　枸杞子50g　当归75g　生地75g　麦冬75g　鸡内金50g　山药75g　炙甘草50g

【制膏方法】上药加水煎煮3次，滤汁去渣，合并滤液，加热浓缩为清膏，按1：2比例兑入白蜜收膏即成。

【随症加减】汗多气短者，加北沙参、麦冬、五味子；气虚下陷脱肛者，重用黄芪，加升麻、柴胡。

【服用方法】每日1~2次，在早餐前1小时和晚餐后2小时，每次5~15ml，用热开水化开，温服。

血虚肠燥证

【临床表现】大便干结，艰涩难下，面白无华，唇甲色淡，头晕心悸，舌质淡，苔薄白，脉细弱，指纹淡。

【治疗法则】滋阴养血，润肠通便。

【膏方选介】熟地黄90g　当归120g　何首乌75g　火麻仁100g　桃仁75g　杏

仁50g　枳壳75g　枸杞子50g　白术50g　党参50g　鸡内金50g　陈皮30g

【制膏方法】上药加水煎煮3次，滤汁去渣，合并滤液，加热浓缩为清膏，按1：2比例兑入白蜜收膏即成。

【随症加减】大便干燥甚者，加玄参、麦冬。

心悸者，加酸枣仁、柏子仁。

唇甲色淡者，加阿胶。

血虚有热、口干心烦者，加玄参、牡丹皮、栀子。

兼有气虚者，加黄芪。

【服用方法】每日1~2次，在早餐前1小时和晚餐后2小时，每次5~15ml，用热开水化开，温服。

患儿平素应补充足够的水分，多摄入含纤维素多的食物，养成好的排便习惯，预防便秘复发。

第四节　小儿汗证

小儿汗证是指小儿在正常环境中，安静状态下，全身或局部出汗过多，甚则大汗淋漓的一种病证。多属于西医“自主神经功能紊乱”范畴，而维生素D缺乏性佝偻病、结核病、风湿病等也常见多汗，反复呼吸道感染的患儿，表虚不固者，常有自汗、盗汗。临证当注意鉴别，明确诊断，以免延误治疗。温热病引起的出汗、或属危重阴竭阳脱、亡阳大汗者，不在本节讨论范围。

本病多发生于年龄5岁以内儿童。多因体虚所致，其主要病因为禀赋不足，调护失宜。

本病治疗以补虚为基本治疗法则。肺卫不固者益气固表；营卫失调者调和营卫；气阴亏虚者益气养阴；湿热交蒸者清化湿热。

此外还应注意，小儿生机旺盛，但形气未充，正常情况下，亦比成人容易出汗，若因天气炎热或衣被过厚、饮食过急、剧烈运动致出汗更多，若无其他不适，不属病态。

肺卫不固证

【临床表现】以自汗为主，或伴盗汗，以头颈、胸背部汗出明显，动则尤甚，神疲乏力，面色少华，平时易患感冒，舌质淡，苔薄白，脉细弱。

【治疗法则】益气固表。

【膏方选介】黄芪100g　白术60g　防风60g　菊花50g　煅牡蛎100g　浮小麦120g　太子参100g　黑芝麻100g　胡桃肉150g　阿胶100g

【制膏方法】上药除黑芝麻、胡桃肉、阿胶外，余药加水煎煮3次，滤汁去渣，合并滤液，加热浓缩为清膏。阿胶加适量黄酒浸泡后隔水炖烊，黑芝麻、胡桃肉研碎后，均调入清膏和匀，加入蜂蜜200g、冰糖100g收膏即成。

【随症加减】脾胃虚弱、神疲乏力、纳呆便溏者，加党参、茯苓、山药、炒扁豆、砂仁。

【服用方法】每日1~2次，在早餐前1小时和晚餐后2小时，每次5~15ml，用热开水化开，温服。

营卫失调证

【临床表现】以自汗为主，或伴盗汗，汗出遍身而抚之不温，畏寒恶风，不发热，或伴有低热，精神疲倦，胃纳不振，舌质淡红，苔薄白，脉缓。

【治疗法则】调和营卫。

【膏方选介】黄芪100g　桂枝30g　芍药60g　生姜20g　大枣50g　浮小麦100g　煅牡蛎100g

【制膏方法】上药加水煎煮3次，滤汁去渣，合并滤液，加热浓缩为清膏。加蜂蜜200g，冰糖100g收膏即成。

【随症加减】精神倦怠、胃纳不振、面色少华者，加党参、山药；口渴、尿黄、虚烦不眠者，加酸枣仁、石斛、柏子仁。

【服用方法】每日1~2次，在早餐前1小时和晚餐后2小时，每次5~15ml，用热开水化开，温服。

气阴亏虚证

【临床表现】以盗汗为主，也常伴自汗，形体消瘦，汗出较多，精神萎靡，心烦少寐，寐后汗多，或伴低热、口干、手足心灼热，哭声无力，口唇淡红，舌质淡，苔少或见剥苔，脉细弱或细数。

【治疗法则】益气养阴。

【膏方选介】党参80g　白术80g　太子参80g　麦冬80g　五味子60g　桂枝20g　白芍60g　大枣50g　生姜20g　炙甘草20g　黑芝麻100g　胡桃肉150g

【制膏方法】上药除黑芝麻、胡桃肉外，余药加水煎煮3次，滤汁去渣，合并滤液，加热浓缩为清膏。黑芝麻、胡桃肉研碎后，均调入清膏和匀，加入蜂蜜200g、冰糖100g收膏即成。

【随症加减】低热口干、手足心热者，加地骨皮、牡丹皮。

精神困顿、食少不眠、不时汗出、面色无华者，去麦冬，加益智仁。

睡眠汗出、醒则汗止，口干心烦、容易惊醒、口唇淡红者，加当归、炙远志、煅龙骨、煅牡蛎、浮小麦。

【服用方法】每日1~2次，在早餐前1小时和晚餐后2小时，每次5~15ml，用热开水化开，温服。

小贴士

（1）注意病后调理，室内温度湿度要调节适宜，避风寒，保持皮肤清洁和干燥，拭汗用柔软干毛巾或纱布擦干，勿用湿冷毛巾，以免受凉。

（2）进行适当的户外活动和体育锻炼，增强小儿体质。

（3）汗出过多者，应注意及时补充水分，饮食应以容易消化而营养丰富的食物为主，勿食辛辣、煎炒、炙烤、肥甘厚味。

第五节　夜啼

夜啼是指小儿白天能安静入睡，入夜则啼哭不安，时哭时止，或每夜定时啼哭，甚则通宵达旦。

本病病因包括先天因素和后天因素两个方面。先天因素责之于孕母失调，遗患胎儿；后天因素包括腹部受寒、暴受惊恐等。病位主要在脾，病机主要在脾寒、惊恐。

本病治疗以调整脏腑的虚实寒热，使脏气安和，血脉调匀为基本治疗法则。脾寒气滞者，治以温脾行气；惊恐伤神者，治以定惊宁神。

脾寒气滞证

【临床表现】啼哭时哭声低弱，时哭时止，睡喜蜷卧，腹喜摩按，四肢欠温，吮乳无力，胃纳欠佳，大便溏薄，小便色清，面色青白，唇色淡红，舌苔薄白，指纹多淡红。

【治疗法则】温脾散寒，行气止痛。

【膏方选介】乌药90g　高良姜30g　炮姜30g　砂仁90g　陈皮60g　木香70g　香附60g　白芍60g　甘草60g　桔梗90g

【制膏方法】上药加水煎煮3次，滤汁去渣，合并滤液，加热浓缩为清膏。加入饴糖200g收膏即成。

【随症加减】大便溏薄者，加党参、白术、茯苓。

时有惊惕者，加蝉蜕、钩藤。

【服用方法】每日1~2次，在早餐前1小时和晚餐后2小时，每次5~15ml，用热开水化开，温服。

惊恐伤神证

【临床表现】夜间突然啼哭，似受惊吓，哭声尖锐，时高时低，时急时缓，神情不安，时作惊惕，紧偎母怀，面色乍青乍白，舌苔薄白，脉数，指纹色紫。

【治疗法则】定惊宁神，补气养心。

【膏方选介】炙远志90g　石菖蒲90g　茯神90g　龙齿150g　磁石150g　人参90g　茯苓90g　当归90g

【制膏方法】上药加水煎煮3次，滤汁去渣，合并滤液，加热浓缩为清膏。加入蜂蜜200g、饴糖100g收膏即成。

【随症加减】寐中时时惊惕者，加钩藤、菊花。

喉中痰鸣者，加僵蚕、郁金。

【服用方法】每日1~2次，在早餐前1小时和晚餐后2小时，每次5~15ml，用热开水化开，温服。

小贴士

（1）注意防寒保暖，也应避免衣被过暖。

（2）孕妇及哺乳期妇女不可过食寒凉及辛辣热性食物，勿受惊吓。

（3）不可将婴儿抱在怀中睡眠，不通宵开启灯具，养成良好的睡眠习惯。

（4）注意保持周围环境安静祥和，检查衣服被褥有无异物刺伤皮肤。

（5）婴儿无故啼哭不止，要注意寻找原因，如饥饿、过饱、闷热、寒冷、虫咬、尿布浸渍、衣被刺激等，除去引起啼哭的原因。

第六节　遗尿

遗尿，又称尿床。是指3周岁以上小儿睡中频繁自遗，醒后方觉的一种病证。

本病病因责之于先天禀赋未充、后天发育迟滞；肺、脾、肾三脏功能失调；心肾不交、肝经湿热下注。其中尤以肾气不固、下元虚寒所致的遗尿最为多见。遗尿的病位主要在膀胱，病机为三焦气化失司，膀胱约束不利。

本病治疗以温补下元、固涩膀胱为主。肺脾气虚者治宜健脾益气；心肾不交、水火失济者治宜清心滋肾；肝经湿热者治宜清利湿热。

需要注意的是，治疗时要注意区分原发性与继发性遗尿，如因包茎、泌尿系统畸形、隐形脊柱裂、脊髓损伤、大脑发育不全、糖尿病、尿崩症、蛲虫病局部积聚、便秘等疾病引起的继发性遗尿，应以治疗原发病为主。

下元虚寒证

【临床表现】夜间遗尿，多则一夜数次，尿量多，小便清长，面色少华，神疲倦怠，畏寒肢冷，腰膝酸软，舌质淡，苔白滑，脉沉无力。

【治疗法则】温补肾阳，培元固脬。

【膏方选介】党参100g　炙黄芪100g　益智仁60g　怀山药100g　炒白术100g　桑螵蛸60g　覆盆子60g　金樱子60g　菟丝子60g　山茱萸100g　赤石脂90g　乌药50g　煅牡蛎150g　炙甘草20g　蚕茧90g　黑芝麻100g　胡桃肉150g

【制膏方法】上药除黑芝麻、胡桃肉外，余药加水煎煮3次，滤汁去渣，合并滤液，加热浓缩为清膏。黑芝麻、胡桃肉研碎后，均调入清膏和匀，加入冰糖300g收膏即成。

【随症加减】伴有寐深沉睡不易唤醒者，酌加炙麻黄。

兼有郁热者，酌加栀子、黄柏。

【服用方法】每日1~2次，在早餐前1小时和晚餐后2小时，每次5~15ml，用热开水化开，温服。

肺脾气虚证

【临床表现】夜间遗尿，日间尿频而量多，小便清长，大便溏薄，面色少华或萎黄，神疲乏力，食欲不振，自汗、动则汗出，常患感冒，舌质淡红，苔薄白，脉弱无力。

【治疗法则】补肺健脾，益气升清。

【膏方选介】党参100g　炙黄芪100g　白术60g　茯苓120g　五味子60g　升麻60g　生牡蛎150g　益智仁100g　桑螵蛸120g　黑芝麻100g　胡桃肉150g

【制膏方法】上药除黑芝麻、胡桃肉外，余药加水煎煮3次，滤汁去渣，合并滤液，加热浓缩为清膏。黑芝麻、胡桃肉研碎后，均调入清膏和匀，加入蜂蜜300g收膏即成。

【随症加减】伴有寐深沉睡不易唤醒者，酌加炙麻黄。

兼有里热者，酌加栀子。

食欲不振者，加鸡内金、焦山楂、焦神曲。

【服用方法】每日1~2次，在早餐前1小时和晚餐后2小时，每次5~15ml，用热开水化开，温服。

小贴士

（1）养成良好的作息制度和卫生习惯，白天避免过度兴奋、劳累或剧烈运动，以防夜间睡眠过深。

（2）晚饭后避免过多饮水，睡觉前排空膀胱内的尿液，可减少尿床的次数。掌握尿床时间和规律，夜间用闹钟唤醒患儿起床排尿1~2次。

（3）治疗过程中要树立信心。耐心地对患儿进行教育、劝慰、鼓励，少斥责、惩罚，以消除精神紧张，以免引起情绪不安，逐渐纠正害羞、焦虑、恐惧及畏缩等情绪或行为，减轻他们的心理负担。

第七节　性早熟

性早熟是指女孩8周岁以前、男孩9周岁以前出现第二性征的内分泌疾病。

本病的发生多因疾病、营养过剩、过食某些滋补品、过食含生长激素合成饲料喂养的禽畜类食物，或误服某些药物，或不良情志刺激，使体内脏腑阴阳平衡失调，阴虚火旺、相火妄动，肝气郁结、郁而化火，痰湿壅滞、冲任失调，导致天癸早至。病所多在肾、肝、脾三脏。

本病治疗以滋阴降火，疏肝泻火，健脾化痰为主。治疗需要长期服药，特别是特发性真性性早熟，一般需要维持到正常青春期开始的年龄方可停药。

此外还应注意，临床上性早熟分为真性、假性和不完全性三种类型，以真性性早熟最常见，须鉴别诊断。真性性早熟中无特殊原因可查明者，称为特发性真性性早熟。80%~90%的女性患儿为特发性真性性早熟，而男性患儿多数为器质性病变引起，故男性真性性早熟应特别注意探查原发疾患。

阴虚火旺证

【临床表现】女孩乳房及内外生殖器发育，月经提前来潮；男孩生殖器增大，有阴茎勃起，声音变低。伴形体消瘦，面红潮热，盗汗，五心烦热，舌红少苔，脉细数。

【治疗法则】滋补肾阴，清泻相火。

【膏方选介】知母60g　熟地100g　玄参100g　制龟甲150g　怀山药100g　黄柏60g　牡丹皮100g　泽泻100g　茯苓100g　炒麦芽120g　黑芝麻150g　胡桃肉250g　夏枯草120g　阿胶150g

【制膏方法】上药除黑芝麻、胡桃肉、阿胶外，余药加水煎煮3次，滤汁去渣，合并滤液，加热浓缩为清膏。阿胶加适量黄酒浸泡后隔水炖烊，黑芝麻、胡桃肉研碎后，均调入清膏和匀，加入冰糖300g收膏即成。

【随症加减】五心烦热者，加竹叶、莲子心。

潮热盗汗者，加地骨皮、白薇。

阴道出血者，加茜草、仙鹤草。

【服用方法】每日1~2次，在早餐前1小时和晚餐后2小时，每次5~15ml，用热开水化开，温服。

肝郁化火证

【临床表现】女孩乳房及内外生殖器发育，月经提前来潮；男孩生殖器增大，有阴茎勃起和梦遗，声音变低沉，面部痤疮。伴乳房胀痛，胸胁胀闷，心烦易怒，舌红苔黄，脉弦细数。

【治疗法则】疏肝解郁，清肝泻火。

【膏方选介】柴胡60g　枳壳100g　牡丹皮100g　栀子100g　夏枯草100g　生地黄120g　当归100g　白芍100g　甘草60g　知母100g　制龟板120g　玄参120g　黄柏80g　郁金60g

【制膏方法】上药加水煎煮3次，滤汁去渣，合并滤液，加热浓缩为清膏。加入蜂蜜300g收膏即成。

【随症加减】乳房胀痛者，加香附、瓜蒌皮。

带下色黄而臭秽者，加椿根皮。

面部痤疮较多者，加桑白皮、黄芩。

【服用方法】每日1~2次，在早餐前1小时和晚餐后2小时，每次5~15ml，用热开水化开，温服。

痰湿壅滞证

【临床表现】女孩乳房发育及内外生殖器发育，月经提前来潮；男孩生殖器增大，有阴茎勃起，声音变低。伴形体肥胖，胸闷叹息，带下量多，大便秘结或稀溏，口中黏腻不爽，舌苔腻，脉濡数。

【治疗法则】健脾燥湿，化痰散结。

【膏方选介】法半夏90g　茯苓120g　白术60g　陈皮60g　海藻100g　昆布100g　生麦芽120g

【制膏方法】上药加水煎煮3次，滤汁去渣，合并滤液，加热浓缩为清膏。加入蜂蜜300g收膏即成。

【随症加减】带下清稀量多者，加芡实、苍术。

大便稀溏者，加山药、白扁豆。

大便秘结者，加枳实、槟榔。

性急易怒者，加栀子、夏枯草。

带下黄浊者，加椿根皮、黄柏、薏苡仁。

形体肥胖者，加荷叶、丹参、山楂、瓜蒌皮。

【服用方法】每日1~2次，在早餐前1小时和晚餐后2小时，每次5~15ml，用热开水化开，温服。

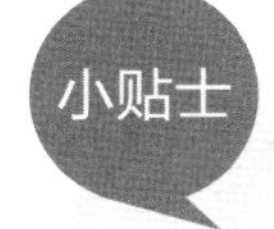

（1）适当控制饮食，避免营养过剩。尤其避免油脂多的食物，少吃甜食，多吃些蔬菜水果，保证蛋白质的摄入量。

（2）避免让儿童接触含有性激素的药品和化妆品。

（3）不随意给儿童进食补品，避免由于补品中的某些成分诱发性早熟。

（4）晚上关灯睡觉。高质量睡眠可以保证垂体在夜间分泌足量的生长激素。光线强会影响睡眠，从而导致激素分泌紊乱，有可能造成性腺激素分泌增加，从而导致性早熟。

（5）适当增加体育活动。肥胖也是导致儿童性发育的重要因素，每天应保证30分钟以上的运动时间，运动项目可选跑步、跳绳等。

（6）避免让孩子过多接触爱情影片或小说，以免诱发儿童性发育提前。

第八节　反复呼吸道感染

小儿频繁发作上、下呼吸道感染，在单位时间内超过一定次数，即为反复呼吸道感染。本病多见于6个月~6岁的小儿，1~3岁的幼儿更为常见。以冬春气候剧烈变化时易反复发病不已，夏季有自然缓解的趋势，一般到学龄期前后明显好转。若治疗不当，容易发生咳喘、心悸、水肿等病证，甚至影响小儿生长发育。

本病多因正气不足，卫外不固，造成屡感外邪、邪气久恋，稍愈又作，形成往复不已之势。

本病发作期间，应按照不同的病证进行治疗，同时适当注意照顾小儿体质特点。迁延期以扶正为主，兼以祛邪。膏方调理多在患儿恢复期，治疗当以扶正固本为要，或补肺固表，或健脾益气，或调和营卫，或温补脾肾，或养阴润肺等。

肺脾气虚证

【临床表现】反复外感，面黄少华，形体消瘦，肌肉松软，动则多汗，少气懒言，食少纳呆，或大便溏薄，口唇色淡，舌质淡，苔薄白，脉无力，指纹淡。

【治疗法则】补肺固表，健脾益气。

【膏方选介】黄芪100g　白术60g　党参100g　山药100g　煅牡蛎150g　陈皮60g　防风90g

【制膏方法】上药加水煎煮3次，滤汁去渣，合并滤液，加热浓缩为清膏。加入蜂蜜300g收膏即成。

【随症加减】汗多者，加浮小麦。

纳呆者，加鸡内金、炒谷芽、焦山楂。

大便干结者，加枳实、莱菔子、槟榔。

便溏者，加炒薏苡仁、茯苓、苍术。

晨起喷嚏流涕者，加辛夷、苍耳子。

咽喉红肿者，加土牛膝、玄参、虎杖。

【服用方法】每日1~2次，在早餐前1小时和晚餐后2小时，每次5~15ml，用热开水化开，温服。

营卫失调证

【临床表现】反复外感，恶风畏寒，面黄少华，四肢欠温，多汗易汗、汗出不温，舌淡红，苔薄白，脉无力，指纹淡红。

【治疗法则】温卫和营，益气固表。

【膏方选介】黄芪100g　桂枝30g　白芍60g　炙甘草60g　大枣50g　煅龙骨100g　煅牡蛎100g

【制膏方法】上药加水煎煮3次，滤汁去渣，合并滤液，加热浓缩为清膏。加入饴糖200g收膏即成。

【随症加减】汗多者，加麻黄根。

畏风喷嚏流涕者，加辛夷、苍耳子、白芷。

形寒肢冷者，加生姜、细辛，重者加炮附子。

【服用方法】每日1~2次，在早餐前1小时和晚餐后2小时，每次5~15ml，用热开水化开，温服。

脾肾两虚证

【临床表现】反复外感，面色萎黄或面白少华，形体消瘦，肌肉松软，鸡胸龟背，腰膝酸软，形寒肢冷，发育迟缓，乏力短气，多汗易汗，食少纳呆，大便溏薄、或食后即泻、或五更泄泻，夜尿多，舌质淡，苔薄白，脉沉细无力，指纹淡红。

【治疗法则】温补肾阳，健脾益气。

【膏方选介】熟地黄100g　山药100g　山萸肉100g　肉桂20g　干姜20g　党参100g　茯苓120g　白术60g　炙甘草60g

【制膏方法】上药加水煎煮3次，滤汁去渣，合并滤液，加热浓缩为清膏。加入蜂蜜300g收膏即成。

【随症加减】虚寒重者，加补骨脂、肉苁蓉。

发育迟缓者，加鹿角霜、龟板胶、紫河车。

汗多者，加炙黄芪、黄精、煅龙骨。

【服用方法】每日1~2次，在早餐前1小时和晚餐后2小时，每次5~15ml，用热开水化开，温服。

肺脾阴虚证

【临床表现】反复外感，面黄潮红、或颧红少华，皮肤不润，唇干口渴，盗汗自汗，手足心热，大便干结，舌质红，苔少或花剥，脉细数，指纹淡红。

【治疗法则】养阴润肺，健脾益气。

【膏方选介】北沙参90g　麦冬90g　玉竹90g　天花粉100g　太子参120g　白扁豆100g　茯苓120g　乌梅60g　白芍60g　甘草60g

【制膏方法】上药加水煎煮3次，滤汁去渣，合并滤液，加热浓缩为清膏。加入蜂蜜300g收膏即成。

【随症加减】舌质干红者，加生地黄、玄参、地骨皮。

大便干结者，加瓜蒌仁、柏子仁、郁李仁。

盗汗者，加五味子、酸枣仁、糯稻根。

【服用方法】每日1~2次，在早餐前1小时和晚餐后2小时，每次5~15ml，用热开水化开，温服。

小贴士

（1）提倡母乳喂养。因为母乳中所含免疫球蛋白A能抵抗细菌、病毒的侵袭，对预防呼吸道感染有独特的功效。

（2）规律作息时间，保证孩子充足睡眠和户外活动，有计划地参加各种体育锻炼。

（3）平衡膳食，多吃富含维生素、粗纤维的食物，饮水量要充足，少吃甜食、生冷、油炸食物，少喝饮料。

（4）定期体检，发现疾病及早治疗。

第九节　儿童哮喘缓解期

哮喘是小儿时期常见的一种反复发作的哮鸣气喘性肺系疾病。临床以反复发作性喘促气急、喉间哮鸣，呼气延长，严重者不得平卧，张口抬肩，口唇青紫为特征。本病有明显的遗传倾向，初发年龄以1~6周岁多见。发作有较明显的季节性，在秋季、春季气候多变时易于发病。大多数患儿经治疗可缓解或自行缓解，在正确的治疗和调护下，随着年龄的增长，大都可以治愈。但若失于防治，喘息持续，或反复发作，迁延不愈，可延及成年，甚至遗患终身。

哮喘的病因既有外因，也有内因。内因责之于先天禀赋有异，素体肺、脾、肾三脏功能不足，痰饮留伏于肺，称为哮喘的夙根。外因责之于感受外邪，接触异物、异味以及嗜食咸酸等。

本病应坚持长期、规范、个体化的治疗，以发作期治其标、迁延期标本兼治、缓解期治其本为基本原则。本病应重视缓解期的持续治疗，缓解期当扶正以治其本，调其肺脾肾脏腑功能、气阴阳体质亏损，消除伏痰夙根，以图长期缓解。膏方调治多用于此期。

肺脾气虚证

【临床表现】反复外感，气短自汗，咳嗽无力，神疲懒言，形瘦纳差，面白少华或萎黄，便溏，舌质淡胖，苔薄白，脉细软，指纹淡。

【治疗法则】健脾益气，补肺固表。

【膏方选介】人参90g　五味子60g　茯苓120g　白术60g　炙甘草60g　黄芪120g　防风60g　法半夏90g　陈皮60g

【制膏方法】上药加水煎煮3次，滤汁去渣，合并滤液，加热浓缩为清膏。加入饴糖300g收膏即成。

【随症加减】汗出甚者，加煅龙骨、煅牡蛎。

常有喷嚏流涕者，加辛夷、乌梅、白芍。

咽痒者，加蝉蜕、僵蚕。

痰多者，加胆南星、浙贝母、地龙。

纳谷不香者，加焦神曲、炒谷芽、焦山楂。

腹胀者，加莱菔子、枳壳、槟榔。

便溏者，加山药、炒扁豆。

【服用方法】每日1~2次，在早餐前1小时和晚餐后2小时，每次5~15ml，用热开水化开，温服。

脾肾阳虚证

【临床表现】动则喘促，咳嗽无力，气短心悸，面色苍白，形寒肢冷，肢软乏力，腹胀纳差，大便溏泄，夜尿多，发育迟缓，舌质淡，苔薄白，脉细弱，指纹淡。

【治疗法则】健脾温肾，固摄纳气。

【膏方选介】炮附子20g　肉桂20g　淫羊藿50g　熟地黄100g　山萸肉100g　杜仲100g　怀山药90g　茯苓120g　胡桃肉250g　黑芝麻150g　五味子60g

【制膏方法】上药除黑芝麻、胡桃肉外，余药加水煎煮3次，滤汁去渣，合并滤液，加热浓缩为清膏。黑芝麻、胡桃肉研碎后，均调入清膏和匀，加入蜂蜜300g收膏即成。

【随症加减】虚喘明显者，加蛤蚧、冬虫夏草。

咳嗽者，加款冬花、紫菀。

夜尿多者，加益智仁、菟丝子、补骨脂。

【服用方法】每日1~2次，在早餐前1小时和晚餐后2小时，每次5~15ml，用热开水化开，温服。

肺肾阴虚证

【临床表现】喘促乏力，咳嗽时作，干咳或咳痰不爽，面色潮红，形体消瘦，潮热盗汗，口咽干燥，手足心热，便秘，舌红少津，苔花剥，脉细数，指纹淡红。

【治疗法则】养阴清热，补益肺肾。

【膏方选介】麦冬100g　百合100g　五味子60g　山萸肉100g　熟地黄100g　枸杞子50g　怀山药90g　紫河车100g　牡丹皮90g

【制膏方法】上药加水煎煮3次，滤汁去渣，合并滤液，加热浓缩为清膏。加入饴糖300g收膏即成。

【随症加减】盗汗甚者，加知母、黄柏。

呛咳不爽者，加百部、南沙参、款冬花。

潮热者，加鳖甲、地骨皮。

【服用方法】每日1~2次，在早餐前1小时和晚餐后2小时，每次5~15ml，用热开水化开，温服。

小贴士

（1）规律作息时间，有计划地参加各种体育锻炼。

（2）合理调节室温，预防感冒。大量出汗不要突然脱衣，以防受凉；夏季和冬季使用空调时室内外温差不宜过大，否则易患感冒，诱发哮喘。

（3）流感流行季节，尽量少去人群密集场所，注意随季节改变增减衣服。

（4）过敏性哮喘要避免接触过敏原。

（5）避免过度劳累、情绪异常波动等可能诱发哮喘的因素。

第十节　注意力缺陷多动障碍

注意力缺陷多动障碍又称轻微脑功能障碍综合征，是一种较常见的儿童时期行为障碍性疾病。临床以活动过多，注意力不集中，冲动任性，自我控制能力差，情绪不稳，动作不协调和伴有不同程度学习困难，但智力正常或基本正常为主要特征。

本病病因尚未明确，可能与先天禀赋不足，后天护养不当，外伤、情志失调等因素有关。其主要病所涉及心、肝、脾、肾等脏。

本病病属本虚标实，治疗以调和阴阳为原则。心肾不足者，治以补益心肾；肾虚肝亢者，治以滋肾平肝；脾虚肝旺者，治以健脾疏肝；心脾气虚者，治以补益心脾。病程中兼有痰浊、火热、瘀血等证者，则佐以化痰、清热、祛瘀等法。

需要注意的是，小儿稚阴稚阳、脏腑娇嫩，易虚易实，治疗时应注意滋阴而不碍脾，祛邪而不伤正，勿过用苦寒之品，同时注意安神益智。

肝肾阴虚证

【临床表现】多动难静，急躁易怒，冲动任性，难于自控，神思涣散，注意力不集中，难以静坐，或有记忆力欠佳、学习成绩低下，或有遗尿、腰酸乏力，或有五心烦热、盗汗、大便秘结，舌质红，苔薄，脉细弦。

【治疗法则】滋养肝肾，平肝潜阳。

【膏方选介】枸杞子50g　熟地黄100g　山萸肉100g　山药90g　茯苓120g　菊花50g　牡丹皮90g　泽泻100g　龙齿150g　制龟板120g

【制膏方法】上药加水煎煮3次，滤汁去渣，合并滤液，加热浓缩为清膏。加入蜂蜜300g、冰糖100g收膏即成。

【随症加减】夜寐不安者，加酸枣仁、五味子。

盗汗者，加浮小麦、煅龙骨、煅牡蛎。

急躁易怒者，加知母、黄柏、石决明、钩藤。

大便秘结者，加火麻仁、桑椹。

【服用方法】每日1~2次，在早餐前1小时和晚餐后2小时，每次5~15ml，用热开水化开，温服。

心脾两虚证

【临床表现】神思涣散，注意力不集中，神疲乏力，形体消瘦或虚胖，多动而不暴躁，言语冒失，做事有头无尾，睡眠不实，记忆力不佳，伴自汗盗汗，偏食纳少，面色无华，舌质淡，苔薄白，脉虚弱无力。

【治疗法则】养心安神，健脾益气。

【膏方选介】党参100g　黄芪100g　白术60g　大枣50g　炙甘草60g　茯神90g　炙远志90g　酸枣仁60g　龙眼肉100g　当归90g　浮小麦120g　木香70g

【制膏方法】上药加水煎煮3次，滤汁去渣，合并滤液，加热浓缩为清膏。加入蜂蜜300g、冰糖100g收膏即成。

【随症加减】注意力不集中明显者，加益智仁、龙骨。

睡眠不实者，加五味子、夜交藤。

记忆力不佳、动作协调性不佳、苔厚腻者，加法半夏、陈皮、石菖蒲。

【服用方法】每日1~2次，在早餐前1小时和晚餐后2小时，每次5~15ml，用热开水化开，温服。

【注意事项】注意避免衣被过多、室内过暖。

痰火内扰证

【临床表现】多动多语，烦躁不宁，冲动任性，难于制约，兴趣多变，注意力不集中，胸中烦热懊恼，纳少口苦，便秘尿黄，舌质红，苔黄腻，脉滑数。

【治疗法则】清热泻火，化痰宁心。

【膏方选介】黄连60g　陈皮90g　法半夏90g　胆南星60g　竹茹100g　瓜蒌100g　枳实100g　石菖蒲90g　茯苓120g　珍珠母150g

【制膏方法】上药加水煎煮3次，滤汁去渣，合并滤液，加热浓缩为清膏。加入蜂蜜300g、冰糖100g收膏即成。

【随症加减】烦躁易怒者，加钩藤、龙胆草。

大便秘结者，加火麻仁、郁李仁。

【服用方法】每日1~2次，在早餐前1小时和晚餐后2小时，每次5~15ml，用热开水化开，温服。

脾虚肝旺证

【临床表现】注意力涣散，多动多语，坐立不安，兴趣多变，烦躁不宁，急躁易怒，言语冒失，记忆力差，胸闷纳呆，睡眠不实，面色无华，便溏，舌淡红，苔薄白，脉弦细。

【治疗法则】健脾平肝，疏肝解郁。

【膏方选介】柴胡60g　白芍90g　当归90g　茯苓120g　白术60g　炙甘草60g　生姜20g　薄荷30g　夏枯草90g

【制膏方法】上药加水煎煮3次，滤汁去渣，合并滤液，加热浓缩为清膏。加入蜂蜜200g收膏即成。

【随症加减】烦躁易怒者，加石决明、钩藤、栀子。

睡眠不安者，加琥珀、酸枣仁、珍珠母。

【服用方法】每日1~2次，在早餐前1小时和晚餐后2小时，每次5~15ml，用热开水化开，温服。

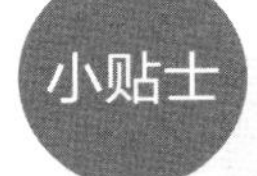

（1）并不是所有的注意力不集中和喜动好动都属于疾病，很多幼儿或者儿童实际上并不是真正的注意缺陷或多动障碍，如果一律用药物来矫正或治疗，很可能会产生很多问题。所以，一定要诊断清楚。

（2）若确诊是“注意力缺陷多动障碍”，除采用药物干预外，还应进行相应的心理治疗、行为治疗、运动治疗。

（3）教师和家长需要针对患儿的特点进行有效的行为管理和心理教育，避免歧视、体罚或其他粗暴的教育方法，恰当运用表扬和鼓励的方式提高病人的自信心和自觉性。

本章参考文献

1. 汪受传，虞坚尔. 中医儿科学［M］. 北京：中国中医药出版社，2012.

2. 谢英彪. 中医膏滋方临床应用荟萃［M］. 北京：人民军医出版社，2010.

3. 庞国明. 膏方临床应用指南［M］. 北京：中国医药科技出版社，2012.

4. 周端. 中医膏方学［M］. 北京：中国中医药出版社，2014.

5. 寇志芳. 善用膏方［M］. 北京：军事医学科学出版社，2012.

6. 姚卫海. 实用膏方［M］. 北京：华龄出版社，2014.

7. 谭波，胡文宝，赵桂法. 桃叶膏治疗小儿厌食症［J］. 山东中医杂志，1998，07：24–25.

（编者：王飞）

第八章 慢性筋骨病

慢性筋骨疾病如骨关节炎、颈椎病、腰椎病、骨质疏松症等，是中老年人的常见病，但有发病年轻化的趋势，给工作和生活带来很多不便和痛苦。中医认为“肝藏血，肾藏精”、“肝主筋，肾主骨”，由于年龄增长、长期姿势不当、动静调护失宜，造成肝肾精血不足，筋骨失养，正虚受邪，阻塞经络，便会产生上述疾病。由于是慢性病，治疗过程也呈现慢性化的特点，无论是药物治疗还是物理治疗，都需要长期的治疗和保养过程，病人常常难以坚持。治疗过程的长期化，是这类疾病治疗的最大难点之一。

慢性筋骨病以肝肾精血亏虚为最主要病机，膏方是进补的重要方法之一，同时，膏方便于吸收、易存易携、药力缓和、稳定持久，因此膏方对于慢性筋骨病是十分适宜的剂型。但更全面的看法不应忽视膏方祛邪的一面，膏方作用包含救偏却病的双重作用，充分体现疗疾与养生相结合。所以膏方不同于其他补药、补方，它具有补中寓治，治中寓补，补治结合的特点，特别适合慢性筋骨疾病病人长期治疗。

第一节 骨关节炎

骨关节炎是一种退行性骨关节疾病，在中老年人中常见，主要累及全身活动性关节，膝关节为好发部位。临床症状以关节疼痛、变形为主，最终导致病人活动受限、生活质量受到影响。《黄帝内经》有“男子六八，女子六七，虚衰之象渐显”，“肝气衰，筋不能动”，“肾脏衰，形体皆极”等描述，又谓“风寒湿三气杂至，合而为痹也”，《中藏经》谓“骨痹者，乃嗜欲不节，伤于肾也……则邪气妄入”等，均说明肝肾亏虚，筋骨不健这一生理性衰退是骨关节炎的根本因素，风寒湿邪易于入侵虚损之体，最终引发本病。因此，中医认为骨关节炎的病机为本虚标实，以肝肾亏虚、气血不足为本，以瘀、痰、风寒湿热邪为标。应分早中后期分别治疗。

瘀血水饮阻滞经络证

【临床表现】多见于骨关节炎的早期，以滑膜炎病变为主。临床主要表现为膝关节肿胀、疼痛、僵直。

【治疗法则】活血利水通络。

【膏方选介】黄芪、牛膝各300g，党参、当归、白芍、川芎、生地、柴胡、秦艽、桃仁、红花、香附、羌活、防己、苍白术、黄柏各100g，甘草、没药、五灵脂、地龙各60g，黄酒、冰糖（或用木糖醇代）各 400g。

【制膏方法】按上篇中常规制膏方法，冰糖或木糖醇收膏。

【服用方法】每日晨起服用1大匙（约20ml），用热开水化开，温服。40天服完。

肝肾不足证

【临床表现】多见于骨关节炎的中期和后期。中期以关节软骨病变为主，主要表现为膝关节酸痛，疼痛肿胀有所减轻，平地行走虽正常，但上下楼梯困难；后期以骨质增生和骨质疏松病变为主，主要表现为关节乏力，行走酸软。

【治疗法则】调和气血，滋阴补阳。

【膏方选介】白蒺藜、炒白术、薏苡仁各210g，炒党参、茯苓、熟地黄、当归、炒白芍、苍术、怀山药、山茱萸、生玉竹、制黄精、杜仲、狗脊、淫羊藿、天冬、麦冬、红枣、黄芪各105g，砂仁粉、穿山甲各 56g，扁豆花、陈皮、厚朴花、沉香曲（包）、枸杞子、桔梗各70g，干石斛 84g，鹿茸胶、龟甲胶各150g，黄酒、冰糖（或用木糖醇代）各 400g。

【制膏方法】按上篇中常规制膏方法，鹿茸胶、龟甲胶、冰糖或木糖醇收膏。

【服用方法】每日晨起服用1大匙（约20ml），用热开水化开，温服。40天服完。

【随症加减】对偏肾阴虚者宜滋阴补肾，可用圣愈汤合左归丸加减。

偏肾阳虚者宜温补肝肾，可用圣愈汤合右归丸加减。症状较重者可加用通络煎（粉葛根、青风藤、威灵仙、老鹳草、豨莶草、络石藤）、四妙丸（苍术、黄柏、牛膝、米仁）、三泽方（泽兰、泽泻、泽漆）等祛瘀通络、化湿利水。

（1）应根据各关节特点，每天进行关节锻炼，但不要活动过度，以不疲劳为准。

（2）应每天进行适当的肌肉锻炼，保持关节稳固。

（3）应每天进行适当的耐力锻炼，如游泳。

第二节　骨质疏松症

骨质疏松症是一种以骨量低下、骨微结构损坏、骨脆性增加、易发生骨折为特征的发病率极高的全身性骨病，造成的全身骨痛，给无数中老年人带来终生痛苦和不便，骨质疏松相关的脊柱和股骨骨折更是老年人致残致死的一大原因。目前西医主要采用雌激素、抗骨吸收药、促骨生成药、钙剂等药物治疗。但这是一种多因素、多环节、多靶点的全身性骨骼代谢疾病，单一的药物治疗常因疗效有限或毒副作用大而难以令人满意。骨质疏松症属于中医“骨萎、骨枯、骨痹”范畴，其病因病机主要是肾亏、脾虚、血瘀三个因素，具有多虚多瘀的特点，虚乃“不荣则痛”，瘀则“不通则痛”。

【临床表现】以腰背酸痛为主，常常浑身疼痛，甚至身高缩短、驼背，严重者容易发生骨折。

【治疗法则】强筋健骨，健脾强肌。

【膏方选介】淫羊藿、巴戟天、续断、杜仲、狗脊、骨碎补、枸杞各120g，丹参200g，独活、人参、白术、茯苓各100g，甘草60g，鹿角胶100g、龟板胶100g，黄酒、冰糖（或用木糖醇代）各400g。

【制膏方法】按上篇中常规制膏方法，鹿茸胶、龟板胶、冰糖或木糖醇收膏。

【服用方法】每日晨起服用1大匙（约20ml），用热开水化开，温服。40天服完。

小贴士

（1）骨质疏松症绝非吃钙片、喝骨头汤就可“一劳永逸”的。

（2）注意平衡饮食，可经常选食牛奶、豆类、瘦肉、鱼、虾皮、芝麻酱、核桃仁、蛋类等。

（3）饮食不可过咸，以免钙质流失。

（4）多晒太阳以促进钙质吸收。

（5）每天从事太极拳等体育锻炼，但不宜过于劳累。

第三节　颈椎病

颈椎病是一种以颈椎退行性病变为基础的疾患。主要由于颈椎长期劳损、骨质增生，或椎间盘脱出、韧带增厚，致使颈椎脊髓、神经根或椎动脉受压，出现一系列功能障碍的临床综合征。表现为椎节失稳、松动；髓核突出或脱出；骨刺形成；韧带肥厚和继发的椎管狭窄等，刺激或压迫邻近的神经根、脊髓、椎动脉及颈部交感神经等组织，引起一系列症状和体征。颈椎病可分为：颈型颈椎病、神经根型颈椎病、脊髓型颈椎病、椎动脉型颈椎病、交感神经型颈椎病、食管压迫型颈椎病等。下面对常见类型颈椎病的膏方保健进行介绍。

神经根型颈椎病

神经根型颈椎病病人的主要症状是颈-肩-上肢的痛和麻，急性发作时往往疼痛难忍、麻木不仁，而膏方一般用于缓解期。该病的主要病机是气血亏虚、痰瘀闭阻、经脉不通，属本虚标实之证，疼痛主要是由于“不通则痛”或“不荣则痛”所致。

1. 风湿瘀阻证

【临床表现】病程较短，体质尚实，疼痛较剧，舌暗，苔白腻，脉弦紧涩。

【治疗法则】活血祛瘀，祛风除湿，通痹止痛。

【膏方选介】黄芪、牛膝各300g、党参、当归、白芍、川芎、生地、柴胡、秦艽、桃仁、红花、羌活、香附各100g，没药、五灵脂、地龙、甘草各60g；黄酒、冰糖（或用木糖醇代）各400g。

【制膏方法】按上篇中常规制膏方法，冰糖或木糖醇收膏。

【服用方法】每日晨起服用1大匙（约20ml），用热开水化开，温服。40天服完。

2. 肝肾不足证

【临床表现】病程较长者，体质偏虚，疼痛程度不重，但缠绵难愈，乏力，舌淡苔薄白，脉细弱。

【治疗法则】益肝肾、补气血为主，辅以祛风湿、止痹痛。

【膏方选介】黄芪、牛膝各300g，党参、当归、白芍、川芎、生地、柴胡、独活、秦艽、茯苓各100g，桑寄生、杜仲各150g，细辛、桂心、防风、甘草各60g，黄酒、冰糖（或用木糖醇代）各400g。

【制膏方法】按上篇中常规制膏方法，冰糖或木糖醇收膏。

【服用方法】每日晨起服用1大匙（约20ml），用热开水化开，温服。40天服完。

【随症加减】疼痛、麻木症状较重者可加用通络煎（粉葛根、青风藤、威灵仙、老鹳草、豨莶草、络石藤）以祛瘀通络。

脊髓型颈椎病

1. 肝经气滞血瘀证

【临床表现】多见于脊髓型颈椎病初期，病人肌肉紧张、僵硬，无力。病人自觉胸胁部像被东西紧箍住的难受，走路不稳，容易摔倒。

【治疗法则】活血祛瘀，疏肝通络。

【膏方选介】黄芪300g，党参、当归、白芍、川芎、生地、柴胡、栝蒌根、当归、桃仁、红花、柴胡各100g，甘草、穿山甲、大黄各60g，黄酒、冰糖（或用木糖醇代）各400g。

【制膏方法】按上篇中常规制膏方法，冰糖或木糖醇收膏。

【服用方法】每日晨起服用1大匙（约20ml），用热开水化开，温服。40天服完。

2. 肾精亏虚证

【临床表现】多见于脊髓型颈椎病中后期，病人肌肉紧张、僵硬，颈项腰膝酸软，四肢无力，肌肉萎缩、下肢萎废。

【治疗法则】益肾阴，补肾阳，化痰通络。

【膏方选介】黄芪300g，党参、当归、白芍、川芎、柴胡、五味子、白茯苓、生姜、大枣各100g，生地、巴戟天、山茱萸、石斛各150g，肉苁蓉、附子、官桂、麦冬、菖蒲、远志各60g，黄酒、冰糖（或用木糖醇代）各400g。

【制膏方法】按上篇中常规制膏方法，冰糖或木糖醇收膏。

【服用方法】每日晨起服用1大匙（约20ml），用热开水化开，温服。40天服完。

椎动脉型颈椎病——肝肾阴虚证

【临床表现】主要表现为眩晕，往往转动脖子时引起眩晕发作，颈部疼痛，头痛，血压增高，耳鸣，目干涩，多梦失眠，听力下降。

【治疗法则】平肝息风，养阴清热，补益肝肾。

【膏方选介】黄芪、生石决明、夜交藤各300g，党参、当归、白芍、川芎、天麻、钩藤、山栀子、黄芩、柴胡、朱茯神各100g，生地、川牛膝、益母草、杜仲、桑寄生各150g，鳖甲胶100g。

【制膏方法】按上篇中常规制膏方法。

【服用方法】每日晨起服用1大匙（约20ml），用热开水化开，温服。40天服完。

【随症加减】伴有头痛，颈项、肩部、四肢麻木、刺痛等痰瘀互结证者可合用血府逐瘀汤活血行气、逐瘀化痰。

伴有头胀、头部沉重感，像包裹着东西，恶心欲呕，胃部胀闷等痰湿中阻证者可合用半夏白术天麻汤健脾燥湿、息风化痰。

伴有口苦胁痛，失眠，眩晕心悸，泛恶呃逆，颈项酸楚不舒等湿热内扰证者可合用温胆汤清胆化痰、理气和胃。

伴有头晕乏力、倦怠神疲等气血亏虚证者可合用益气聪明汤益气养血，升提清阳。

交感型颈椎病——气血两虚证

【临床表现】这一类型的颈椎病病人症状多种多样，如头晕头痛、睡眠欠佳、记忆力减退、注意力不易集中，眼胀、干涩或多泪、视力变化，耳鸣、耳闷堵、听力下降，鼻塞，咽部异物感，口干、声带疲劳，味觉改变，恶心呕吐、腹胀、腹泻、消化不良、嗳气以及咽部异物感，心悸、胸闷、心律失常、血压变化，面部或某一肢体多汗、无汗、怕寒或发热。另一方面，其他慢性筋骨病由于大多病程较长，且因疼痛、麻木致病人神情疲惫、夜寐不宁，而心身欠佳会进一步加重病情，也可参照这一类型治疗。

【治疗法则】益气养血安神，疏肝清热和中。

【膏方选介】黄芪150g，党参、当归、白芍、川芎、生地、白术、白茯苓、甘草、苍术、香附、栀子、神曲、酸枣仁、龙眼肉各100g，柴胡、远志、木香各60g，蜂蜜100g。

【制膏方法】按上篇中常规制膏方法，蜂蜜收膏。

【服用方法】每日晨起服用1大匙（约20ml），用热开水化开，温服。40天服完。

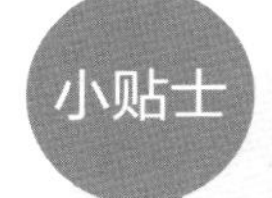

（1）伏案工作者应每1~2小时做颈椎操，或起身放松休息。

（2）羽毛球等常保持抬头姿势的体育运动对颈椎有益。

（3）枕头不宜过高，以8~10cm为佳。

（4）颈椎病的按摩不应追求所谓的“响声”，以免损伤关节。

第四节　腰部筋骨疾病

腰痛是临床常见病，中医治疗有其优势与特色。老百姓常将“腰杆子硬”作为健康的一大表现，这与中医理论不谋而合。中医认为腰部是人体运动功能的枢纽，且“肾藏精”、“腰为肾之府”，腰部可以反映人体根本精气的盛衰。现代医学所说的腰椎间盘突出症、腰椎管狭窄症、腰肌劳损等均以腰痛为主要表现，故一并讨论。中医治疗时常采用补肾强腰的治法，配合针灸推拿、贴膏热罨包等外治法，常常获得较好疗效。

腰椎间盘突出症

腰椎间盘突出症是常见病，主要是因为腰椎间盘各部分（髓核、纤维环及软骨板），尤其是髓核不同程度的退行性改变后，在外力作用下，椎间盘的纤维环破裂，髓核组织从破裂之处突出（或脱出）于后方或椎管内，导致相邻脊神经根遭受刺激或压迫，从而产生腰部疼痛，一侧下肢或双下肢麻木、疼痛等一系列临床症状。腰椎间盘突出症以腰4~5、腰5~骶1发病率最高，约占95%。本症属本虚标实之证，应分期辨证论治。

1. 瘀血阻络证

【临床表现】腰背疼痛、下肢麻木较重，病程短，体质较强者。

【治疗法则】祛瘀通络，益气活血。

【膏方选介】黄芪、牛膝各300g，党参、当归、白芍、川芎、生地、柴胡、秦艽、川芎、桃仁、红花、香附、羌活各100g，甘草、没药、五灵脂、地龙、麻黄、乌头、全蝎、蜈蚣各60g，黄酒、冰糖（或用木糖醇代）各400g。

【制膏方法】按上篇中常规制膏方法，冰糖或木糖醇收膏。

【服用方法】每日晨起服用1大匙（约20ml），用热开水化开，温服。40天服完。

2. 肝肾不足证

【临床表现】病程较长，腰背疼痛、下肢麻木的症状虽轻，但缠绵不愈，体质偏弱，容易疲劳。

【治疗法则】益肝肾、补气血，祛风湿、止痹痛。

【膏方选介】黄芪、牛膝各300g，党参、当归、白芍、川芎、生地、柴胡、独活、秦艽、茯苓各100g，桑寄生、杜仲各150g，细辛、桂心、防风、甘草各60g，黄酒、冰糖（或用木糖醇代）各400g。

【制膏方法】按上篇中常规制膏方法，冰糖或木糖醇收膏。

【随症加减】偏肾阴虚者宜滋阴补肾、柔肝益精，可用圣愈汤合左归丸。

偏肾阳虚者宜温补肝肾、充养精髓，可用圣愈汤合右归丸。病人后期麻木迁延不愈者可加用三藤饮（鸡血藤、青风藤、络石藤）、生熟薏苡仁、三七粉、蟾蜍皮，症状较重、经济盈余者可加用珍珠粉、牛黄、人工麝香。

【服用方法】每日晨起服用1大匙（约20ml），用热开水化开，温服。40天服完。

腰椎管狭窄症

【临床表现】椎管狭窄症是指各种形式的椎管、神经根管以及椎间孔的狭窄，包括软组织（如黄韧带肥厚、后韧带钙化等）引起的椎管容积改变及硬膜囊本身的狭窄。可由椎间盘突出的慢性期、轻度腰椎滑脱、椎管粘连及蛛网膜炎所致，主要引起椎管内脂肪堆积、微循环障碍。由于椎管狭窄造成对脊髓及神经、血管卡压和刺激，从而引起椎管狭窄症的发生。主要表现为行走过多过久则下肢疼痛，必须停下来休息才能缓解，腰部不能向后伸，否则会引起疼痛。

【治疗法则与膏方选介】基本同腰椎间盘突出症。

【随症加减】对于因骨质疏松压缩性骨折所致者可加用促进成骨细胞功能的中药（淫羊藿、蛇床子、骨碎补、自然铜、地鳖虫等）和抑制破骨细胞功能之品（知母、黄柏）。

对于雌激素水平较低者可加二仙汤、何首乌、知母。

对于症状较重者可加化痰利水药（泽兰、泽泻、泽漆、葶苈子、防己等）。

腰肌劳损

腰肌劳损是一种常见的腰部疾病，表现为腰部一侧或两侧或正中发生疼痛。

病人起床时减轻，活动后加重，不能久坐、久站，弯腰困难。有些人即使体力活动不重，劳动强度也不大，但由于坐姿、站姿不对，脊柱处于半弯状态，腰背肌肉一直紧绷着，日积月累，也就产生了劳损，进而进一步发展成无菌性炎症，刺激神经末梢，引起疼痛。中医学认为，腰肌劳损病位在腰，与肾脏、足太阳膀胱经、足少阴肾经、任脉、督脉、冲脉、带脉等经脉密切相关。初发属于实证，可由受寒湿、湿热以及跌倒外伤等引起。久病属于虚证，多由肾虚引起。其中，临床最常见的适用于膏方治疗的有以下几种情况。

1．寒湿腰痛证

【临床表现】腰部疼痛怕冷，遇阴冷天气或腰部受寒后腰痛加重，痛处热敷后缓解。可伴弯腰转身等活动不适，卧床休息疼痛缓解不明显，容易疲劳，手脚冰凉，食欲下降，容易肚子胀。

【治疗法则】散寒除湿，温经通络。

【膏方选介】元温通痹膏。

【药物组成】狗脊、鹿角霜、威灵仙、牛膝、淫羊藿各250g，没药、土鳖虫、地龙、桑枝、熟地、当归各150g。

【制膏方法】上方浓煎后去渣取汁，加入麦芽糖、蜂蜜各300g，糖浆800g，收汁。

【服用方法】每日2次，在早餐前1小时和晚餐后2小时，每次约15~25ml，用热开水化开，温服。

【随症加减】遇寒疼痛加重者，加麻黄、桂枝、制附子、制草乌、制川乌、鸡血藤、络石藤、伸筋草。

腰部疼痛不固定游行走窜者，加羌活、海风藤。

伴满面油光、形体肥胖、胃口差、大便黏腻者，加苍术、薏苡仁、秦艽、茯苓。

腰痛无力者，加杜仲、川断、桑寄生、骨碎补。

容易疲劳加黄芪、党参补气。

腰痛持久顽固者，加用白花蛇、穿山甲、僵蚕、全蝎。

伴大便干结便秘者，加火麻仁。

【注意事项】若服药后出现浑身烦躁、牙龈肿痛、咽喉肿痛、兴奋失眠、大便干结，可暂停服用。

2. 湿热腰痛证

【临床表现】腰部疼痛，痛处自觉发热，至炎夏或雨天或腰部受热后疼痛加重，遇冷腰痛减轻。伴口渴，但不想喝水，口干口苦，烦躁发热，小便短少色深。

【治疗法则】清热利湿，舒筋通络。

【膏方选介】宣痹膏。

【药物组成】防己、滑石、杏仁各100g，萆薢、土茯苓各300g，薏苡仁、赤小豆皮、连翘、蚕沙各150g，忍冬藤、荆芥各200g。

【制膏方法】常规制膏方法，蜂蜜500g收膏。

【服用方法】每日2次，在早餐前1小时和晚餐后2小时，每次约15~25ml，用热开水化开，温服。

【随症加减】伴满面油光、形体肥胖、胃口差、大便黏腻者，加苍术、白扁豆。

伴疼痛剧烈者，加秦艽、没药。

全身沉重无力，四肢酸胀明显者，加苍术、细辛、威灵仙。

伴腰痛发热明显者，加生石膏、黄柏。

腰痛怕冷又怕热，加草果、青蒿、柴胡。

伴胸闷、烦躁发热者，加栀子、淡豆豉。

伴恶心欲呕者，加半夏、厚朴、白豆蔻、黄连。

伴面红牙龈红肿者，加生石膏、知母、大青叶。

3. 瘀血腰痛证

【临床表现】腰部疼痛像针刺一般，疼痛固定在一个地方，白天疼痛轻晚上加重，痛处按压疼痛加重，伴脸色暗淡无光，口唇紫暗。突然起病，腰痛严重者，多有外伤史。舌头颜色青紫，或紫暗，或有瘀斑。

【治疗法则】活血化瘀，理气止痛。

【膏方选介】加减身痛逐瘀膏。

【药物组成】当归、赤芍、川芎、桃仁、延胡索各120g，穿山甲、土鳖虫、没药各60g，牛膝100g，甘草50g，三七粉30g

【制膏方法】除三七粉外，余药常规制成清膏，加入三七粉，蜂蜜收膏。

【服用方法】每日2次，在早餐前1小时和晚餐后2小时，每次约15~25ml，用热开水化开，温服。

【随症加减】腰痛伴自觉发热者，加苍术、黄柏。

疼痛剧烈者，加乌梢蛇；畏寒怕冷者，加附子。

伴下肢疼痛沉重者，加木瓜、独活；腰痛严重者，加续断、狗脊。

伴腰部疼痛紧绷者，加木瓜、乳香、薏苡仁。

伴疲倦无力、头晕耳鸣者，加黄芪。

伴胸闷胸胀者，加川楝子、香附、青皮。

【注意事项】本方中活血化瘀药物较多，故孕妇忌用；有出血倾向病人慎用。

4. 肾阳虚腰痛证

【临床表现】腰部疼痛伴乏力没劲，直不起腰，劳累后加重，按揉后减轻，经常反复发作。常伴双腿没劲，面色差，容易疲劳，小腹疼痛，手脚冰凉，遇冷及冬天加重。

【治疗法则】温补肾阳。

【膏方选介】右归膏。

【药物组成】熟地黄300g，怀山药、山茱萸、当归各200g，杜仲、菟丝子、枸杞子各120g，肉桂、附子各60g，鹿角胶90g。

【制膏方法】上方除鹿角胶外，余药常规制成清膏，再将鹿角胶加适量黄酒浸泡后隔水炖烊，冲入清膏和匀，最后蜂蜜收膏。

【服用方法】每日2次，在早餐前1小时和晚餐后2小时，每次约15~25ml，用热开水化开，温服。

【随症加减】不想吃饭、肚子发胀者，加白术、茯苓、党参、鸡内金、砂仁。

手脚冰凉怕冷者，加淫羊藿、人参。

总想拉尿，加桑螵蛸、益智仁。

失眠者，加酸枣仁、五味子。

走路乏力、没劲，去山药、枸杞，加川牛膝、赤芍、白芍、穿山甲、松节、威灵仙、骨碎补。

5. 肾阴虚腰痛证

【临床表现】腰部没劲，使不上力，疼痛酸楚，劳累后加重，按揉后减轻，经常反复发作。伴腿膝没劲，脸部一阵阵发热，莫名烦躁伴失眠，口干咽燥，手心脚心发热，想摸凉东西。舌质红少苔，脉细数。

【治疗法则】滋阴补肾。

【膏方选介】左归膏。

【药物组成】砂仁24g，石斛、冬虫夏草、蛤蚧粉各30g，炙甘草45g，党参、西洋参、川贝、橘红各60g，川续断、川杜仲、怀牛膝、枸杞、远志、狗脊、天门冬、麦冬、五味子、南沙参、北沙参、茯苓、当归、赤芍、白芍、百合、山茱萸、法半夏、鸡内金、菟丝子各90g，炒白术100g，酸枣仁120g，太子参、山药、制首乌各150g，薏苡仁、生地、炙黄芪各300g。

【制膏方法】上方除冬虫夏草、蛤蚧粉、川贝、百合外，余药常规制成清膏，再将冬虫夏草、蛤蚧粉、川贝、百合冲入清膏和匀，最后加入蜂蜜收膏。

【服用方法】每日2次，在早餐前1小时和晚餐后2小时，每次约15~25ml，用热开水化开，温服。

【随症加减】伴手脚、腰部活动受限者，加路路通、威灵仙、桑枝。

伴失眠者，加夜交藤、茯神、磁石。

伴情绪烦躁、胸闷胸胀者，加郁金、佛手、柴胡。

伴大便干结便秘者，加火麻仁、郁李仁。

口干咽燥者，加用玄参滋阴生津。

附：专病膏方

有些腰肌劳损长期腰骶部一侧或两侧的弥漫性疼痛，反复发作，可伴有酸楚乏力，而从中医看属于风湿痹阻，肝肾气血亏虚，没有明显的寒热偏向，可用圣愈汤合独活寄生汤制膏。

【治疗法则】祛风湿，止痹痛，益肝肾，补气血。

【膏方选介】黄芪、牛膝各300g，党参、当归、白芍、川芎、生地、柴胡、独活、秦艽、茯苓各100g，桑寄生、杜仲各150g，细辛、桂心、防风、甘草各60g，黄酒、冰糖（或用木糖醇代）各400 g。

【服用方法】每日2次，在早餐前1小时和晚餐后2小时，每次约15~25ml，用热开水化开，温服。

【随症加减】偏肾阴虚者宜滋阴补肾，可合用左归丸。

偏肾阳虚者宜温补肾阳，合右归丸。

腰背酸楚怕冷较甚者治以温阳补血、散寒通痹，加用阳和汤、麻桂温经汤（熟地、肉桂、麻黄、鹿角胶、白芥子、炮姜炭、生甘草）。

小贴士

（1）提倡使用护腰带，穿负跟鞋，做倒走锻炼，保持健康的体重以减轻腰部压力。

（2）保持正确的站姿，站立时耳朵、肩膀、臀部、膝盖和脚踝位于一条直线上，重心在前脚掌而非后脚跟，收腹挺胸，不可总将重心偏向一侧。

（3）保持正确的坐姿，髋关节和膝关节各弯曲90度，不可长时间跷二郎腿以免脊柱侧弯。

第五节　股骨头坏死

股骨头缺血性坏死是股骨头血供中断或受损，引起骨细胞及骨髓成分死亡及随后的修复，继而导致股骨头结构改变、股骨头塌陷、关节功能障碍的疾病，是骨科领域常见的难治性疾病。本病可分为创伤性和非创伤性两大类，前者主要是由股骨颈骨折、髋关节脱位等髋部外伤引起，后者在我国的主要原因为皮质类固醇的应用（例如2003年治疗SARS留下的后遗症）及酗酒。以髋部疼痛，关节功能障碍为主要临床表现。中医学认为此病属于气滞血瘀、痰湿蕴结、肝肾亏虚。治疗应气血并重、筋骨同治、痰瘀兼祛、补益肝肾。

气滞血瘀证

【临床表现】多见于疾病早期，髋部疼痛较甚，舌暗有瘀点瘀斑，苔薄白，脉细涩。

【治疗法则】益气化瘀通络。

【膏方选介】黄芪、牛膝各300g，党参、当归、白芍、川芎、生地、柴胡、秦艽、桃仁、红花、羌活、香附各100g，没药、五灵脂、地龙、甘草各60g，黄酒、冰糖（或用木糖醇代）各400g。

【制膏方法】按上篇中常规制膏方法，冰糖或木糖醇收膏。

【服用方法】每日晨起服用1大匙（约20ml），用热开水化开，温服。40天服完。

【随症加减】疼痛麻木较甚者，用通络煎（粉葛根、青风藤、威灵仙、老鹳草、豨莶草、络石藤），具有祛风除湿、化瘀通络的作用。细料（生晒参、西洋参、高丽参、枫斗、紫河车、海马、西红花、珍珠粉、阿胶、龟版胶）具有峻补阴阳气血之功，处方根据病人临床症状随症加减。

痰湿蕴结证

【临床表现】多见于疾病中期，髋部沉重疼痛，活动不利，乏力，舌淡苔白腻，脉弦滑。

【治疗法则】化痰利水通络。

【膏方选介】黄芪300g，白术150g，党参、当归、白芍、川芎、生地、柴胡、防己各100g，甘草、生姜、大枣各60g，蜂蜜100g。

【制膏方法】按上篇中常规制膏方法，蜂蜜收膏。

【服用方法】每日晨起服用1大匙（约20ml），用热开水化开，温服。40天服完。

肝肾亏虚证

【临床表现】多见于疾病后期，乏力，虚弱，髋部疼痛缠绵不愈，无法活动，舌淡红，苔薄白，脉细弱。

【治疗法则】补养肝肾，化瘀通络。

【膏方选介】黄芪、牛膝各300g，党参、当归、白芍、川芎、生地、柴胡、独活、秦艽、茯苓、淫羊藿、蛇床子、骨碎补、自然铜、知母、黄柏各100g，桑寄生、杜仲各150g，细辛、桂心、防风、甘草、地鳖虫各60g，黄酒、冰糖（或用木糖醇代）各400g。

【制膏方法】按上篇中常规制膏方法，冰糖或木糖醇收膏。

【服用方法】每日晨起服用1大匙（约20ml），用热开水化开，温服。40天服完。

小贴士

（1）即使活动不便，仍应在允许范围内适当锻炼；

（2）勤晒太阳对于维持股骨头的骨量，促进坏死骨的再生与修复大有好处；

（3）不吃辛辣食物，增加钙质摄入，戒酒。

第六节　强直性脊柱炎

强直性脊柱炎是以骶髂关节和脊柱附着点炎症为主要病变的疾病。与HLA-B27呈强关联，属于风湿病范畴。主要症状为腰椎的活动受限，胸腰部和腰骶部疼痛、僵硬等。中医学认为此病之始乃因先天禀赋不足或后天摄养失调，风、寒、湿、热、痰、瘀、毒之邪乘虚袭入，以致气血不通，筋脉闭阻，肝肾亏虚，督脉失荣，属本虚标实之证。

瘀血阻络证

【临床表现】病程日久，腰骶部刺痛、僵硬，舌暗有瘀点瘀斑，苔薄白，脉细涩。

【治疗法则】益气化瘀，通痹止痛。

【膏方选介】黄芪、牛膝各300g，党参、当归、白芍、川芎、生地、柴胡、秦艽、桃仁、红花、羌活、香附各100g，没药、五灵脂、地龙、甘草各60g，黄酒、冰糖（或用木糖醇代）各400g。

【制膏方法】按上篇中常规制膏方法，冰糖或木糖醇收膏。

【服用方法】每日晨起服用1大匙（约20ml），用热开水化开，温服。40天服完。

【随症加减】病人症状较重的，可加用通络之品，如通络煎或露蜂房、全蝎、蜈蚣。

痰湿较重者加僵蚕、白芥子、制南星等。

寒湿痹阻证

【临床表现】腰骶部疼痛、活动不利，寒冷时加重，温暖时或热水浴后减轻，怕冷，疲劳，舌淡，苔白厚腻，脉濡缓。

【治疗法则】散寒通滞，温阳补肾。

【膏方选介】黄芪300g，党参、当归、白芍、川芎、生地、柴胡各100g，熟地黄240克，炒山药、枸杞子、菟丝子、杜仲各120g，山茱萸90g，肉桂、制附子各60g；鹿角胶120g，黄酒、冰糖（或用木糖醇代）各400g。

【制膏方法】按上篇中常规制膏方法，鹿角胶、冰糖或木糖醇收膏。

【服用方法】每日晨起服用1大匙（约20ml），用热开水化开，温服。40天服完。

【随症加减】病人症状较重的，可加用通络之品，如通络煎或露蜂房、全蝎、蜈蚣。

痰湿较重者加僵蚕、白芥子、制南星等。

湿热阻络证

【临床表现】腰骶部疼痛伴有灼热感，口干口苦，心烦失眠，舌红苔黄腻，脉滑数。

【治疗法则】清热利湿，祛风通络。

【膏方选介】黄芪300g，党参、当归、白芍、川芎、生地、柴胡、羌活、升麻、白术、苍术各100g，甘草60克，苦参、黄芩、知母各90克，茵陈300克，猪苓、泽泻、葛根各150克，冰糖（或用木糖醇代）各400g。

【制膏方法】按上篇中常规制膏方法，冰糖或木糖醇收膏。

【服用方法】每日晨起服用1大匙（约20ml），用热开水化开，温服。40天服完。

【随症加减】病人症状较重的，可加用通络之品，如通络煎或露蜂房、全蝎、蜈蚣。

痰湿较重者加僵蚕、白芥子、制南星等。

小贴士

（1）注意腰部保暖，避免接触潮湿、阴冷的环境。

（2）坚持每天锻炼，游泳、柔软体操等均有利于强直性脊柱炎的恢复。

（3）不抽烟，不背重物，避免久坐久卧。

本章参考文献

1. 李晓峰，等. 施杞教授运用膏方治疗慢性筋骨病的经验［J］. 中西医结合学报，2012，10（6）：701–702.

2. 谈冰，等. 膏方治疗骨关节炎的概况［J］. 风湿病与关节炎，2015，14（7）：52–54.

3. 韩飞，等. 强骨膏方治疗原发性骨质疏松症的临床研究［J］. 内蒙古中医药，2015，5：1–2.

4. 周德生，王洪海. 中医膏方临床应用指南［M］. 山西科学技术出版社，2015.

（编者：陆雁、胡晏珍）

第九章 恶性肿瘤

恶性肿瘤逐渐成为人类健康的第一杀手。在中国平均每200个家庭就有一个会遭受恶性肿瘤的打击，大多数人认为癌症等于绝症，谈癌色变。1971年，时任美国总统尼克松签署《国家癌症法》，吹响了向癌症宣战的号角。40多年来，人类对恶性肿瘤的认识逐渐深入，经过西医学的手术、放疗、化疗、生物免疫治疗、内分泌治疗、靶向治疗、介入治疗等综合疗法，恶性肿瘤的疗效有了较大提高，大量恶性肿瘤病人获得了长期生存。在这样的背景下，2006年世界卫生组织（WHO）首次明确提出“癌症是一种可以调控的慢性疾病”。肿瘤的治疗要经历长期用药过程，而西医学对恶性肿瘤的治疗以针对癌细胞的“杀伤性疗法”见长，无法很好的针对患癌个体提供长期的改造患癌体质的根本性治疗。老百姓常说的“西医治标，中医治本”在癌症治疗上有很好的体现。因此，恶性肿瘤的中医治疗成为近年来研究的热点，中医治疗在恶性肿瘤治疗中的地位越来越高。

中医对恶性肿瘤的记载和治疗有着悠久的历史，早在《黄帝内经》就有“石瘕”（妇科肿瘤）、“肠蕈”（肠道肿瘤）的记载。经过两千年的发展，特别是新中国成立后对恶性肿瘤的中西医结合研究，目前中医学认为恶性肿瘤是在机体正气虚弱（气、血、阴、阳与脏腑功能的不足或紊乱）的前提下感受邪气，发生气、血、津液的停滞，加之癌毒内生，合而为病，形成有形肿块，并走窜全身。因此，中医治疗恶性肿瘤总的原则是由上海中医药大学附属龙华医院刘嘉湘教授提出的“扶正治癌”。在此原则之下，根据疾病不同阶段邪正力量的对比，以及中、西医在不同阶段扮演的不同角色，灵活选择治疗方法。

具体说来，对于正在接受手术、放化疗等西医学“杀伤性治疗”的病人，中医治疗居于辅助地位，以扶正和功能调节为主，目的是给杀伤性治疗“保驾护航”，起到增效减毒的作用。而对于西医学治疗结束之后，或者由于高龄体弱、基础疾病等原因无法接受西医学治疗的病人，中医治疗居于主导地位，扶正与祛邪并举，目的是改善病人症状，提高生存质量和免疫力，扶正与清热解毒，软坚散结，理气化痰活血等抗肿瘤措施合用，尽量减少或延缓复发、转移的发生，以及争取高质量的长期带瘤生存。

扶正疗法针对的是癌症病人的患癌体质，改造体质需要日积月累；祛邪疗法针对的是肿瘤病灶，肿瘤的形成往往是一个漫长的过程，因此抗肿瘤治疗是一场持久战。因此，扶正和祛邪疗法都需要在找到正确的方法后守方待效，这正符合膏方最大的特点——方便长期服用。膏方的功效除了传统认为的膏滋补益，祛邪的一面往往被人忽略。因此，北京中医药大学附属东直门医院陈信义教授提出“膏方可用于肿瘤治疗全程”。一张完整的中医抗肿瘤处方往往包括辨证改善体质、辨病抗肿瘤和对症改善症状三部分，笔者亦提倡针对变化较慢、需要守方的前两部分以膏方等便捷剂型为主，针对对症改善症状这一快速变化的部分，以汤剂灵活应对。二者的结合可以取长补短。总而言之，肿瘤强调综合治疗，中医在其中发挥着“扶正治癌”的作用，改善症状，提高生活质量，改善体力状况和免疫功能，既有一定的直接抗肿瘤作用，与现代医学手术、放化疗、靶向、内分泌、免疫治疗结合，又有增效减毒的作用。膏方大有用武之地。

膏方服用应当因人、因时、因地制宜。按照四季的“春生、夏长、秋收、冬藏”的特点，冬季是封藏的季节，营养物质容易吸收和利用，可以更多地转化为自身物质，所以以冬季服用为佳。但因肿瘤并无严格的季节好发趋势，可视病情需要根据不同时令服用膏方。笔者建议肿瘤病人无瘤长期生存者可考虑仅在冬季服用膏方，其他季节可以停服药物，以饮食情志运动养生为主。带瘤生存及肿瘤复发转移风险较高者应坚持长期服药。接下来，我们将具体讨论肿瘤的不同治疗阶段的膏方治疗。

第一节　中西医结合治疗阶段

围手术期病人，由于经历了患癌的重大心理打击，以及紧锣密鼓的创伤性检查，大范围彻底的根治性手术，麻醉后遗症等因素，会导致免疫力低下和营养不良，容易导致各种手术并发症，会对后续的放、化疗等辅助治疗以及病人的长期预后造成不良影响。因此，尽可能的减少手术创伤，避免手术并发症，获得较为满意的术后康复过程是极为重要的。但仅仅采取西医治疗，由于病人的个体差异，常常会面临困难和难以解决的局面。而中医对这些情况常常有较好的对策。中医学认为，围手术期病人往往处于大病初愈，气血两虚的状态，使用补中益气汤、十全大补汤等补益气血的方剂可以改善围手术期病人的症状和体质，提高手术创伤后的免疫功能。总的来说，中医在促进肿瘤病人术后康复领域极具特色和优势，同时中医的治疗方法也非常适合以膏方的形式开展。这一阶段的治疗要有一定的耐心，不可急功近利，一会认为自己生了肿瘤要用大毒之品以毒攻毒，一会认为自己动了大手术要用最贵的补品好好补补。正确的做法是以补为主，恰当的补，但要考虑身体脾胃功能差，“虚不受补”的情况。

【临床表现】肿瘤术后，面色萎黄，纳差乏力，少气懒言，畏寒畏热，自汗盗汗，腰酸腿软，舌淡苔薄白，脉细弱。

【治疗法则】健脾益气，养血和血。

【膏方选介】人参60g　黄芪100g　白术100g　茯苓100g　当归100g　芍药100g　熟地100g　川芎100g　桂枝60g　甘草60g

【制膏方法】按上篇中常规方法制备，可加蜂蜜收膏。

【随症加减】针对术后胃肠道功能紊乱可使用大建中汤、六君子汤，针对术后疼痛可使用芍药甘草汤，针对术后精神异常和谵妄可使用抑肝散，针对术后肝功能损伤可使用茵陈蒿汤。

【服用方法】每日2次，在早餐前1小时和晚餐后2小时，每次约15ml，用热开水化开，温服。

【注意事项】术后病人肠胃功能大多未恢复，一般不建议使用血肉有情之品（阿胶、鹿角胶、鳖甲胶、龟板胶），提倡清膏（不加收膏剂）、素膏（加糖或蜂蜜）。

骨髓抑制

化疗药物最常见的不良反应之一是骨髓抑制，主要表现为白细胞下降、血小板减少及贫血等，病人经常因为骨髓抑制而化疗延期、化疗减量甚至化疗终止，放着明明有效的抗癌药物而不能用，十分可惜，这就是老百姓常说的“化不动了”。严重的骨髓抑制可引起感染、出血等并发症，造成肿瘤病人迅速死亡，老百姓常说的“化疗化死了”大多属于这种情况。西药改善骨髓抑制的药物要么疗效不肯定（例如鲨肝醇、利血生、核苷酸等），要么只能解一时之急（例如集落刺激因子的升白作用让白细胞和中性粒细胞就像乘电梯，很快上去，很快又下来了），且伴随着一定的不良反应（如促红素可引起心肌梗死、高钾血症，重组人粒细胞集落刺激因子可出现食欲不振、恶心、呕吐，发热、头疼、乏力、心悸等，甚至有发生休克的可能性），还有很多研究质疑促红素、粒细胞集落刺激因子有刺激肿瘤细胞增长的作用。可以说，西医缺乏持久稳定的保护骨髓的药物。

而中医在治疗骨髓抑制方面有明显的优势和特色，作用缓慢而持久，疗效稳定。通过补益脾肾、滋养肝肾等作用不仅能恢复骨髓功能，还能健体强魄、补肾生发、和胃健脾等。

【临床表现】放化疗后出现白细胞下降、血小板减少及贫血，表现为头晕乏力、神疲倦怠、腰膝酸软、畏寒易感染等症状。

【治疗法则】益气养血，健脾补肾。

【膏方选介】黄芪、鸡血藤、仙鹤草各300g，党参、当归、女贞子、枸杞子、灵芝、丹参各150g，白芍、白术、佛手、石韦、地榆各120g，绿梅花、石斛各60g，砂仁、白豆蔻、三七各30g，甘草50g，红枣 200g，龟甲胶、阿胶、黄酒、冰糖各250g。以上为1料膏方，4周服用量。

【制膏方法】按上篇中常规制膏方法，龟甲胶、阿胶、冰糖收膏。

【随症加减】气血两虚加熟地黄、黄精、制何首乌各120g；气阴两虚型加生地黄120g，麦冬、北沙参各150g。

脾肾阳虚加菟丝子、补骨脂各120g，淫羊藿150g，改龟甲胶为鹿角胶250g。

肺脾气虚加山药、茯苓各150g，陈皮60g。

【服用方法】每日2次，在早餐前1小时和晚餐后2小时，每次约15ml，用热开水化开，温服。

免疫功能紊乱和一般体力状况减退

在放疗、化疗过程中或治疗后，肿瘤病人常常虽然西医各项指标大致正常，却出现全身乏力，癌性疲劳已经成为当前肿瘤研究中的热点，是肿瘤发生和（或）病人在接受化疗、放疗、骨髓移植以及生物调节剂治疗中的常见症状，发生率高达70%~100%，可能在治疗结束后数月甚至数年仍然存在。很多病人认为，与癌性疼痛等相关症状比较，乏力是肿瘤发生与治疗过程中最痛苦的症状之一。从中医学角度分析，多为脾肾两虚、心肾不交。治当益气健脾、养心滋肾，以归脾汤或补中益气汤为代表方加减制作膏方。

【临床表现】四肢困倦，腰膝酸痛，精神不振，心悸气短，失眠多梦等诸多不适。

【治疗法则】健脾补肾。

【膏方选介】党参（或人参）60g　炙黄芪90g　茯苓90g　红景天90g　白术90g　山药150g　莲子肉150g　鹿角胶60g　阿胶60g　山萸肉90g　陈皮90g　枳壳90g　桑寄生90g　杜仲90g　牛膝90g　菟丝子90g　鳖甲90g　肉苁蓉90g　鸡血藤90g

【制膏方法】按上篇中常规制膏方法，鹿角胶、阿胶、鳖甲收膏。

【随症加减】若放疗后咽干舌燥者，可加养阴生津之品，如龟甲、鳖甲、天冬、麦冬、天花粉、葛根、玄参等。

若兼见纳呆者，宜加健脾开胃、消积导滞之品，如砂仁、陈皮、鸡内金、麦芽、山楂、神曲等。

汗多者加浮小麦、麻黄根、煅牡蛎、乌梅等。

【服用方法】每日2次，在早餐前1小时和晚餐后2小时，每次约15ml，用热开水化开，温服。

【注意事项】对于脾虚痰湿体质之人，可以在服用本方之前，服用不换金正气散或六君子汤之类的开路方。服用本方之后出现胃口下降，周身困乏等症状时必须减量或停服本方，或与二陈汤、温胆汤同用。

胃肠道反应

化疗药物大多有消化道反应，化疗后出现的恶心呕吐常让病人“痛不欲生”，经常有病人抱怨说化疗引起的恶心呕吐比死还难受，严重的病人甚至不等化疗药物用上去，到了化疗那天走到医院门口就开始呕吐了。常常造成化疗开展不下去，影响化疗的效果。在化疗前后给予健脾和胃的中医治疗，很有意义。

【临床表现】恶心，呕吐，食欲差，闻到食物气味，甚至听到别人谈论食物都会感到恶心，舌淡苔白腻，脉弦滑。

【治疗法则】健脾和胃，降逆止呕。

【膏方选介】党参150g　白术120g　茯苓120g　陈皮90g　生薏仁300g　枳实150g　甘草60g　姜竹茹90g　姜半夏90g　谷麦芽各300g　鸡内金120g　石韦300g　鸡血藤300g　大枣120g

【制膏方法】按上篇中常规制膏方法，清膏或蜂蜜收膏。

【服用方法】化疗前三天开始服用本方，三餐后服用，每次15ml，剂量不应太大。若无消化道反应可在化疗后1周停用，若仍有消化道反应，可在化疗期间持续服用本方。

神经毒性

以紫杉醇、奥沙利铂、希罗达、爱斯万、长春新碱为代表的化疗药物常会对末梢神经造成不可逆的损伤，主要表现为肢体远端对称性分布的感觉和运动障碍，如感觉缺失，呈手套袜子样分布，或感觉异常、痛觉过敏、无力、腱反射减弱或消失等。在使用容易导致神经毒性的化疗药物时，应提前服用膏方。

【临床表现】化疗后神经毒性常为气血亏虚、气滞血瘀互见，表现为手足麻木、冰冷感，伴有神疲乏力，舌淡苔薄白，脉细涩等，故治疗时当攻补兼施，并根据虚实比例而制定膏方。

【治疗法则】益气养血，活血通络。

【膏方选介】炙黄芪300g　桂枝100g　赤白芍各150g　当归200g　鸡血藤300g　红枣100g　茯苓150g　土鳖虫30g　豨莶草300g

【制膏方法】按上篇中常规制膏方法，制成清膏或蜂蜜收膏。

【随症加减】不效加川草乌各60g。

痒加何首乌400g，防风300g。

偏阳虚者可加入巴戟天、肉桂、鹿角胶、海马、紫河车、菟丝子等。

偏阴虚者酌加龟甲、鳖甲、枸杞子、女贞子、墨旱莲、黄精等。

【服用方法】每日2次，在早餐前1小时和晚餐后2小时，每次约15ml，用热

开水化开，温服。

【注意事项】舌苔厚腻，痰湿较重者，应从化湿祛痰入手，用化痰通络方内服外洗（地龙、苍耳子、防己、滑石、秦艽、丝瓜络、蚕沙、黄连、威灵仙、海风藤、苍术、薏苡仁）。

放射性皮炎

放射性皮炎是由于放射线照射引起的皮肤黏膜炎症性损害，轻者表现为色素沉着、红斑丘疹，严重者表现为水疱、脱屑，甚至发生皮肤溃疡、剥脱。给病人的生理和心理带来极大的痛苦。可以预防性服用桂枝加龙骨牡蛎汤，以减轻和防止放射性皮炎的发生。内服药应配合外用药如甘菊蓝软膏使用，疗效更佳。

【临床表现】放疗部位局部皮肤色素沉着、红斑丘疹，严重者出现水疱、脱屑，甚至发生皮肤溃疡、剥脱。

【治疗法则】调和营卫，活血通络。

【膏方选介】桂枝60g　白芍60g　生姜60g　大枣60g　炙甘草60g　龙骨90g　牡蛎90g

【制膏方法】按上篇中常规制膏方法，蜂蜜收膏。

【服用方法】每日2次，在早餐前1小时和晚餐后2小时，每次约15ml，用热开水化开，温服。

放射性肺炎

【临床表现】放射性肺炎是由于肺癌、乳腺癌、食管癌、恶性淋巴瘤或胸部其他恶性肿瘤经放射治疗后，在放射野内的正常肺组织受到损伤而引起的炎症反应。轻者无症状，炎症可自行消散；重者肺脏发生广泛纤维化，导致呼吸功能损害，甚至呼吸衰竭。这个并发症需早做预防。

【治疗法则】急性期清肺化痰，活血通络排脓为主，养阴润肺为辅，用下列膏方1；慢性期养阴润肺为主，化痰活血为辅，用下列膏方2。

【膏方选介1】紫菀120g　款冬花120g　百部100g　桑白皮120g　杏仁

100g　桔梗150g　甘草60g　芦根120g　白茅根100g　桃仁100g　冬瓜仁100g　薏米120g　瓜蒌120g　白及100g　金银花200g　虎杖150g　败酱草200g　鱼腥草200g　海蛤粉150g　知母150g　黄柏120g　黄精100g　女贞子100g，咯血加仙鹤草120g

【膏方选介2】黄芩100g　金银花200g　款冬花120g　葶苈子120g　桑白皮120g　虎杖150g　鱼腥草200g　陈皮120g　半夏120g　白术120g　海浮石120g　海蛤粉150g　瓜蒌120g　杏仁100g　芦根120g　桃仁100g　冬瓜仁100g　生地100g　玄参120g　黄精100g　女贞子100g　枸杞子100g

【制膏方法】按上篇中常规制膏方法，蜂蜜收膏。

【服用方法】每日2次，在早餐前1小时和晚餐后2小时，每次约15ml，用热开水化开，温服。

放射性肠炎

【临床表现】放射性肠炎是盆腔、腹腔、腹膜后恶性肿瘤经放射治疗引起的肠道并发症。早期表现为肠黏膜细胞更新抑制，继之小动脉壁肿胀、闭塞，引起肠壁缺血，黏膜糜烂。临床表现为恶心、呕吐、腹泻、排出黏液或血样便。小肠受累者伴有痉挛性腹痛。累及直肠者伴有里急后重。后期肠壁纤维化，肠腔狭窄或穿孔，腹腔内形成脓肿、瘘道和肠粘连等。临床表现为腹泻、便血、黏液便、腹痛和里急后重、大便变细和进行性便秘。严重的病损与邻近脏器形成瘘管，如直肠阴道瘘，粪便从阴道排出；直肠小肠瘘可出现食糜混于粪便中排出，也可因肠穿孔引起腹膜炎，腹腔或盆腔脓肿。由于肠道的狭窄和肠袢缠绕可发生肠梗阻。因此有可能发生放射性肠炎者应早做预防，可选择印会河清理肠道方。

【治疗法则】清热燥湿，活血化瘀。

【膏方选介】煨葛根200g　黄芩90g　桃仁90g　丹皮120g　赤芍90g　陈皮60g　生苡仁300g　马齿苋300g　败酱草300g　芒硝60g

【制膏方法】按上篇中常规制膏方法，蜂蜜收膏。

【服用方法】每日2次，在早餐前1小时和晚餐后2小时，每次约15ml，用热开水化开，温服。

（1）良好的心态、合理的休息和饮食，能够保证以最佳的生理、心理状态面对放化疗的挑战；中医治疗以调整全身状态为主，不应盲目“以毒攻毒”和过食补药。

（2）放化疗期间免疫功能常处于较低水平，应减少公共场合活动以避免感染。

（3）放化疗期间常有消化道反应，故饮食以清淡、有营养、易消化为原则，切忌强服滋腻补品。

（4）某些化疗药物有神经毒性，化疗期间应戴麻布手套，避免接触冷水和金属物品。

（5）如伴有其他慢性疾病，尽量在手术前保持病情稳定。

第二节 单纯中医治疗阶段

这一阶段主要针对两类病人。一种是经过现代医学手术，放化疗等肿瘤杀伤性、对抗性治疗后，病人处于无瘤状态，需要长期服药达到预防复发转移的目的。另一类病人经过现代医学治疗后，肿瘤虽受到打击，但仍有残存，或年高体弱无法耐受杀伤性治疗，或虽然经过现代医学治疗而疗效不佳，这些病人需要终生接受中医药抗肿瘤治疗以达到长期带瘤生存的目的。

此阶段的中医药处方一般由三部分组成：辨体质（针对阴阳气血的亏虚有的放矢地用“补药”）、调功能（针对脏腑功能紊乱及其相应症状相应调节）、抗肿瘤（各系统肿瘤用相应的抗肿瘤药）。辨体质、调功能属于扶正，抗肿瘤属于祛邪，扶正与祛邪彼此紧密联系。整个处方的过程如同在赛百味这样的汉堡店里选购汉堡，先选面包（辨体质），再选肉（分析脏腑功能），然后选菜（处理主要症状），最后选酱汁（选用抗肿瘤药物），合在一起就成了一张完整的中医抗肿瘤处方。

在这三部分中，疗程较长，用药相对固定，适合用膏方进行治疗的是辨体质和抗肿瘤两部分，在下文将着重介绍。而调功能相对来说变化较多，需要在专科医生的诊察下使用，且需要随机应变，笔者推荐用相对灵活的中药汤剂完成调功能的任务。这样子将膏方与汤剂相结合，兼顾稳定性与灵活性，让肿瘤病人最大程度地获益。

治疗原则的确定需要综合分析病人一般体力状态和肿瘤相关情况，根据邪正消长的趋势选择合理的治疗方案。早期阶段，邪气充实，正气亦足，治当祛邪为主，扶正为辅；中期阶段，正气亏虚，邪气亦盛，治当扶正为主，祛邪为辅；晚期阶段，正气亏虚，正不胜邪，治当扶正培本，祛邪外出。具体来讲，有以下几项原则：

（1）比起无瘤病人，带瘤病人应多使用抗肿瘤药物。

（2）无瘤病人中，复发风险高者比复发风险低者应多使用抗肿瘤药物。

（3）一般体力状况越差，症状体征越多越严重，应多用扶正药物。

（4）扶正药物和抗肿瘤药物发生矛盾时，以扶正药物为优先。

在辨证论治的基础上合理选用现代药理学研究证实有体内外抗肿瘤活性的中药，将整体治疗与局部治疗相结合，是很有意义的。例如古代名医刘松石就曾创水红花膏，内服外用治疗腹中痞块（腹部肿瘤）。随着中西医结合肿瘤临床实践和科学研究的发展，针对不同部位肿瘤，发现了一些常用和有一定疗效的抗肿瘤药物。列举如下：

【脑胶质瘤】藁本　水红花子　清半夏　胆南星　郁金　石菖蒲　野菊花　壁虎　地龙　蜈蚣　全蝎　僵蚕

【腮腺癌】浙贝母　牡蛎　猫爪草　夏枯草　守宫　僵蚕　紫背天葵　赤芍　山慈菇　石见穿

【甲状腺癌】威灵仙　黄药子　夏枯草　牡蛎

【鼻咽癌】山豆根　苍耳子　苍耳草　苦丁茶　石上柏　蛇舌草　蕲蛇　山慈菇　射干

【喉癌】威灵仙　黄药子

【乳腺癌】白英　八角莲　山慈菇　山豆根　留行子　穿山甲　皂角刺　蜂房　狼毒　天龙　龙葵　冬凌草　斑蝥

【肺癌】蛇舌草　石见穿　石上柏　山慈菇　七叶一枝花　冬凌草　白英　紫草　蜂房　留行子　生半夏　猫爪草　斑蝥　山海螺　鱼腥草　鸭跖

草　野荞麦　浙贝母　地龙

【食管癌】蛇舌草　生南星　生半夏　急性子　威灵仙　枳壳　冬凌草　守宫　檀香　硇砂　蜈蚣　干蟾皮　生苡仁　黄药子　喜树　瞿麦　斑蝥

【胃癌】龙葵　急性子　生半夏　藤梨根　虎杖根　野葡萄藤　红藤　菝葜　八角莲　半夏　肿节风　干蟾皮　石见穿　猴头菌　白及　薜荔果　白芍　蛇舌草　山楂　生苡仁　铁树叶　无花果　猫人参

【大肠癌】红藤　败酱草　藤梨根　菝葜　马齿苋　苦参　槐角　地榆　虎杖　凤尾草　白槿花　广木香

【肝癌】龙葵　喜树　留行子　了哥王　斑蝥　冬凌草　藤梨根　猫人参　八月札　三棱　莪术　丹参　地鳖虫　半枝莲　七叶一枝花　茵陈　蛇舌草　垂盆草　金钱草

【胰腺癌】壁虎　猫爪草　海浮石　乳香　没药　鸡内金

【肾癌】夏枯草　土茯苓　菊花　蜈蚣　壁虎

【膀胱癌】萹蓄　瞿麦　石韦　紫草　车前子　白英　生苡仁　守宫　猪苓　龙葵　凤尾草　鳖甲

【宫颈癌】生南星　儿茶　墓头回　半边莲　蛇舌草　紫草　黄柏　凤尾草　土茯苓　山慈菇　蚤休　白英　山豆根　铁树叶　天龙　野葡萄根　藤梨根

气虚证

【临床表现】乏力，没精神，少气懒言，稍动则大汗淋漓，舌胖或有齿痕，脉虚无力。

【治疗法则】健脾益气。

【膏方选介】四君子汤加减。

【制膏方法】人参50g（或党参100g、或太子参100g）、黄芪150g、白术100g，按上述“药物甄选原则”和“根据局部肿瘤用药”适当加入抗肿瘤药物后，按膏方制作方法加蜂蜜浓缩成膏。

【服用方法】每日2次，在早餐前1小时和晚餐后2小时，每次约15ml，用热开水化开，温服。

血虚证

【临床表现】面色苍白，头晕眼花，唇舌色淡，脉细。

【治疗法则】养血和血。

【膏方选介】四物汤加减。

【制膏方法】熟地120g、当归120g、白芍100g、山萸肉100g、女贞子100g、阿胶60g、制首乌100g，按上述“药物甄选原则”和“根据局部肿瘤用药”适当加入抗肿瘤药物后，按膏方制作方法加蜂蜜浓缩成膏。

【服用方法】每日2次，在早餐前1小时和晚餐后2小时，每次约15ml，用热开水化开，温服。

阴虚证

【临床表现】手足心热，心烦，咽干口燥，大便干结，夜间盗汗，发作性烘热感，舌红少苔或无苔，脉细数。

【治疗法则】补肾养阴。

【膏方选介】左归丸加减。

【制膏方法】生地120g、麦冬120g、枸杞150g、沙参120g、玉竹120g、石斛120g，按上述“药物甄选原则”和“根据局部肿瘤用药”适当加入抗肿瘤药物后，按膏方制作方法加龟板胶100g、鳖甲胶100g浓缩成膏。

【服用方法】每日2次，在早餐前1小时和晚餐后2小时，每次约15ml，用热开水化开，温服。

阳虚证

【临床表现】怕冷，四肢冷，头面、四足浮肿，夜尿频多，大便不成形，舌淡胖苔润，脉沉迟。

【治疗法则】补肾温阳。

【膏方选介】右归丸加减。

【制膏方法】鹿茸60g、仙灵脾100g、仙茅100g、巴戟天100g、菟丝子100g、川断120g、杜仲120g，按上述“药物甄选原则”和“根据局部肿瘤用药”适当加入抗肿瘤药物后，按膏方制作方法加鹿角胶100g浓缩成膏。

【服用方法】每日2次，在早餐前1小时和晚餐后2小时，每次约15ml，用热开水化开，温服。

（1）中西医结合治疗恶性肿瘤往往能获得最佳疗效，盲目摒弃西医或中医都是不可取的。

（2）每个人体内都有癌细胞，因此癌症病人应保持良好心态，“带瘤生存”，甚至“与癌共舞”。心态与肿瘤免疫功能关系密切。

（3）鼓励参加癌症俱乐部、郭林气功、音乐疗法等活动，可改善免疫功能，提高生活质量与疾病预后。

（4）健康的饮食是药物起效的前提。

本章参考文献

1. Nishijima K，etal. Kampo Medicine in Perioperative Care for Cancer Patients. Gan To Kaqaku Ryoho. 2015，12；42（13）：2430–2433.

2. 徐伟钢，等. 升白膏方治疗恶性肿瘤放化疗后白细胞减少症36例临床观察［J］. 新中医，2013，45（9）：99–101.

3. 笹冈彰一，上林淑人. 桂枝加龙骨牡蛎汤预防放射性皮炎的使用经验［J］. 日本东洋医学杂志，1999，50（3）：451–454.

4. 黄金昶.《中医肿瘤辨治十讲》［M］. 北京：中国中医药出版社，2012.

（编者：陆雁）

第十章 偏颇体质及亚健康

第一节 体质与膏方

体质是指人的生命过程中，在先天禀赋和后天获得的基础上，不知不觉形成的形态结构、生理功能和性格心理等方面，综合的、固有的某些特质。体质揭示了人体生命的特殊性和差异性。

2009年4月，由中华中医药学会制定的《中医体质分类与判定》将人体体质分为平和质、气虚质、阳虚质、阴虚质、痰湿质、湿热质、气郁质、血瘀质、特禀质9个类型。

真正具有平和体质的人比较少，特别是随着年龄的增长，体质或多或少都会出现不同程度的偏颇，体质偏颇是人群中常见现象。偏颇体质对环境、气候的适应性会有所下降，不同的体质对某些疾病会出现易感性。

体质与健康、疾病的关系主要包括以下几个方面：

（1）体质的强弱决定发病与不发病。

（2）体质类型决定对某些病邪的易感性，每种体质容易发生的疾病是不一样的。如痰湿型体质易患中风；阴虚体质易患失眠等。

（3）体质类型决定疾病的性质。以感冒为例：气虚体质的人最容易感冒；阳虚体质的人易患风寒感冒；阴虚体质的人易患风热感冒。

（4）体质特性影响着疾病的传变和转归。平和体质的人，病后容易恢复；体质弱者，抗病力差，病邪易乘虚内陷，故患病后较难治愈，病程长，预后不良。

每个人的体质是相对稳定的，但在一定范围内又具有动态的可变性、可调性。正是因为这种体质的可变性和可调性，使体质养生具备了实用价值和现实意义。膏方作为传统的中药剂型，是在治疗的过程中，根据病人体质，施以平补、温补、清补、涩补、调补来顺应体质的稳定性，逐步优化体质，改变体质的不良变化，纠正体质的偏颇，减少某些疾病的易感性，使我们少生病不生病。即使生了病，也可通过膏方体质调养来促进早日康复。调整偏颇体质的膏方一般孕妇忌服。

气虚质

1. 气虚质的特征

【总体特征】元气不足，以疲乏、呼吸比正常人短促、容易出汗、容易感冒等气虚表现为主要特征。

【形体特征】肌肉松弛不实。

【常见表现】平素语言低怯，气息轻浅，呼吸比正常人短促，不爱讲话，容易疲乏，精神不振，易出汗，排便无力，内脏下垂，白带多，月经色淡，舌淡红，舌边有齿痕，脉弱。

【心理特征】性格内向，不喜冒险。

【发病倾向】稍稍受凉即易感冒，容易内脏下垂，病后康复缓慢。

【对外界环境适应能力】不耐受风、寒、暑、湿邪，皮肤容易过敏。

2. 选用膏方

【主要表现】平素声音低弱，呼吸比正常人短促，不爱讲话，容易疲乏，精神不振，易出汗，舌淡红，舌边有齿痕，脉弱。

【治疗法则】益气健脾，补肺益肾。

【膏方选介】生晒参60g（另煎取汁）生黄芪150g　茯苓100g　炒白术30g　西洋参60g（另煎取汁）当归100g　陈皮100g　炒白芍100g　冬虫夏草30g（打粉）炙桂枝60g　麦冬100g　五味子100g　炒薏苡仁300g　防风100g　干姜30g　大枣100g　炒谷芽100g　炒麦芽100g　阿胶250g　龟板胶150g　鹿角胶100g　冰糖500g　黄酒250g

【制膏方法】上药除阿胶、龟板胶、鹿角胶、冬虫夏草、生晒参、西洋参、冰糖、黄酒外，其余药物加水煎煮3次，滤汁去渣，合并过滤，加热浓缩为清膏。

再将虫草打粉，阿胶、龟板胶、鹿角胶隔水炖烊，冰糖溶化后和生晒参汁、西洋参汁、黄酒一起冲入清膏和匀，收膏即成。

【随症加减】若气虚加阳虚质，加补阳药，如巴戟天、菟丝子、淫羊藿等。

若气虚质兼痰湿质，加健脾化湿药，如党参、半夏、砂仁等。

若气虚兼血瘀质，加活血化瘀药，如桃仁、红花、川芎等。

【服用方法】每次10~20g，每日2次，在两餐之间，用温开水冲服。1个月为1疗程，或服用至症状消失。

小贴士

（1）情志调摄：宜保持稳定乐观的心态，不可过度劳神。

（2）饮食调养：宜选用性平偏温、健脾益气的食物，如大米、小米、南瓜、胡萝卜、山药、大枣等。

（3）起居调摄：提倡劳逸结合，不要过于劳作，以免损伤正气。

（4）运动保健：宜选择比较柔和的传统健身项目，如八段锦。

阳虚质

1. 阳虚质的特征

【总体特征】阳气不足，以畏寒怕冷，手足不温等虚寒表现为主要特征。

【形体特征】肌肉松软不实。

【常见表现】平素胃冷，手足不温，往往“手冷过肘，足冷过膝”，喜较热饮食，精神不振，舌淡胖嫩，脉沉迟。

【心理特征】性格多沉静、内向。

【发病倾向】易患痰饮、肿胀、泄泻等病，感邪易从寒化。

【对外界环境适应能力】耐春夏不耐秋冬；易感风、寒、湿邪。

2. 选用膏方

【主要表现】平时畏冷，手足发凉，喜热饮食，精神不振，舌淡胖嫩，脉沉迟。

【治疗法则】温阳健脾补肾。

【膏方选介】熟地120g　肉桂60g　山萸肉100g　山药120g　白茯苓100g　炒白术100g　红参60g　炒薏苡仁100g　当归100g　炒白芍100g　补骨脂100g　菟丝子100g　淫羊藿100g　巴戟天100g　枸杞子100g　麦冬100g　防风100g　陈皮100g　炙甘草30g　鹿角胶300g　阿胶200g　冰糖500g　黄酒250g

【制膏方法】上药除鹿角胶、阿胶、冰糖、黄酒外，其余药物加水煎煮3次，滤汁去渣，合并过滤，加热浓缩为清膏。

再将鹿角胶、阿胶隔水炖烊，冰糖溶化后，和黄酒一起冲入清膏和匀，收膏即成。

【随症加减】若阳虚兼气虚质，加补气药，如黄芪等。

若阳虚质兼痰湿质，加健脾化湿药，如党参、半夏、陈皮、砂仁等。

若阳虚质兼血瘀质，加活血化瘀药，如桃仁、红花、川芎等。

【服用方法】每次10~20g，每日2次，早餐前和晚餐后2小时，用温开水冲服。1个月为1疗程，或服用至症状消失。

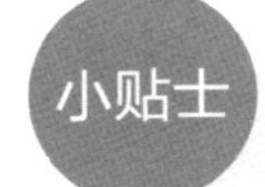

（1）情志调摄：宜保持积极向上的心态，正确对待生活中的不利事件，及时调节自己的消极情绪。

（2）饮食调养：宜选用甘温补脾阳、温肾阳为主的食物，如羊肉、鸡肉、带鱼、黄鳝、虾、刀豆等。

（3）起居调摄：居住环境以温和的暖色调为宜，不宜在阴暗、潮湿、寒冷的环境下长期工作和生活。平时要注意腰部、背部和下肢保暖。

（4）运动保健：宜在阳光充足的环境下适当进行舒缓柔和的户外活动，日光浴、空气浴是较好的强身壮阳之法。

阴虚质

1. 阴虚质的特征

【总体特征】阴液亏少，以口燥咽干，容易“上火”，吃火锅后加重，手足心热等虚热表现为主要特征。

【形体特征】形体偏瘦。

【常见表现】手足心热，咽燥口干，鼻微干，喜冷饮，大便干燥，舌红少津，脉细数。

【心理特征】性情急躁，外向好动，活泼。

【发病倾向】易感冒、遗精、失眠、咽炎等病；感邪易从热化。

【对外界环境适应能力】耐冬不耐夏；不耐受暑、热、燥邪。

2. 选用膏方

【临床表现】手足心热，咽燥口干，鼻微干，喜冷饮，大便干燥，舌红少津，脉细数。

【治疗法则】滋阴清热，调补肝肾。

【膏方选介】枸杞子100g　杭白菊100g　白芍100g　生地150g　山药150g　山萸肉100g　丹皮100g　白茯苓120g　泽泻100g　石斛100g　佛手100g　地骨皮100g　怀牛膝100g　制黄精120g　制首乌120g　麦冬100g　南沙参120g　北沙参120g　制玉竹100g　陈皮100g　甘草60g　龟板胶250g　阿胶250g　冰糖500g　黄酒250g

【制膏方法】上药除龟板胶、阿胶、冰糖、黄酒外，其余药物加水煎煮3次，滤汁去渣，合并过滤，加热浓缩为清膏。

再将龟板胶、阿胶隔水炖烊，冰糖溶化后，和黄酒一起冲入清膏和匀，收膏即成。

【随症加减】若阴虚质兼血瘀质，加活血化瘀药，如桃仁、红花、川芎、赤芍、当归等。

若阴虚质兼气郁质，加疏肝解郁药，如郁金、川楝子、木香、佛手等。

【服用方法】每次10~20g，每日2次，早餐前和晚餐后2小时，用温开水冲服。1个月为1疗程，或服用至症状消失。

【注意事项】脾虚泄泻者慎用。

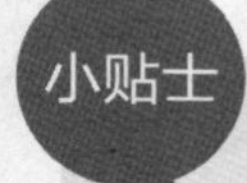

（1）情志调摄：宜加强自我修养、培养自己的耐性，尽量减少与人争执、动怒，不宜参加竞争胜负的活动，可在安静、优雅环境中练习书法、绘画等。

（2）饮食调养：宜选用甘凉滋润的食物，如鸭肉、猪瘦肉、百合、黑芝麻、蜂蜜、荸荠等。

（3）起居调摄：居住环境宜安静，睡好“子午觉”。避免熬夜及在高温酷暑下工作，不宜洗桑拿、泡温泉。节制房事，勿吸烟。

（4）运动保健：宜做中小强度的运动项目，控制出汗量，及时补充水分。不宜进行大强度、大运动量的锻炼，避免在炎热的夏天或闷热的环境中运动。

血瘀质

1. 血瘀质的特征

【总体特征】血行不畅，以持久固定的疼痛，肤色晦暗，舌质紫暗等血瘀表现为主要特征。

【形体特征】胖瘦均见。

【常见表现】偏头痛、痛经、胸痛、胃痛、痹症、肿瘤、包块、肤色晦暗、色素沉着黑眼圈。

【心理特征】易烦，健忘。

【发病倾向】容易患脂肪肝及痛证、血证、癌症等。

【对外界环境适应能力】不耐寒邪。

2. 选用膏方

【主要表现】肤色晦暗，色素沉着，容易出现瘀斑，口唇暗淡，舌暗或有瘀点，舌下络脉紫暗或增粗，脉涩。

【治疗法则】理气化瘀，调养心脾。

【膏方选介】桃仁100g　红花30g　生地150g　当归100g　川芎100g　枳壳60g　全瓜蒌100g　桔梗60g　赤芍100g　白芍100g　川楝子60g　延胡索100g　生龙骨150g　生牡蛎150g　南沙参100g　柏子仁100g　炒枣仁60g　玫瑰花60g　绿萼梅60g　虎杖60g　麦冬100g　广地龙100g　茜草100g　陈皮60g　炒白术100g　怀山药150g　生甘草30g　龟板胶250g　阿胶250g　冰糖500g　黄酒250g

【制膏方法】上药除龟板胶、阿胶、冰糖、黄酒外，其余药物加水煎煮3次，滤汁去渣，合并过滤，加热浓缩为清膏。

再将龟板胶、阿胶隔水炖烊，冰糖溶化后，和黄酒一起冲入清膏和匀，收膏即成。

【随症加减】若血瘀质兼气虚质，加补气药，如人参、黄芪等。

若血瘀质兼阴虚质，加滋阴药，如西洋参、玉竹、石斛、黄精等。

若血瘀质兼痰湿质，加健脾祛痰药，如党参、茯苓、半夏、砂仁等。

若血瘀兼气郁质，加行气药，如柴胡、香附等。

【服用方法】每次10~20g，每日2次，早餐前和晚餐后2小时，用温开水冲服。1个月为1疗程，或服用至症状消失。

小贴士

（1）情志调摄：遇事宜沉稳，努力克服浮躁情绪。

（2）饮食调养：宜选用具有调畅气血作用的食物，如生山楂、醋、玫瑰花、桃仁（花）、黑豆、油菜等。

（3）起居调摄：居室宜温暖舒适，不宜在阴暗、寒冷的环境中长期工作和生活。衣着宜宽松，注意保暖，保持大便通畅。

（4）运动保健：宜进行有助于促进气血运行的运动项目，持之以恒。

气郁质

1. 气郁质的特征

【总体特征】气机郁滞不通畅，以神情抑郁，忧虑脆弱，喜叹气等气郁表现为主要特征。

【形体特征】形体瘦者为多。

【常见表现】神情抑郁，情感脆弱，烦闷少欢，舌淡红，舌苔白，脉弦。

【心理特征】情绪不稳定，寡欲少欢、生闷气，性格内向，不稳定、敏感多虑。

【发病倾向】易患脏躁、梅核气、百合病、月经不调、更年期综合征、乳腺小叶增生及郁证等。

【对外界环境适应能力】对精神刺激适应能力较差，不适应阴雨等阴冷、潮湿天气。

2. 选用膏方

【主要表现】闷闷不乐，无愉快感，兴趣减退，反应迟钝，舌淡红，苔薄白，脉弦。

【治疗法则】疏肝解郁，调畅气机。

【膏方选介】怀小麦300g　炙甘草50g　大枣100g　柴胡60g　枳壳60g　陈皮60g　青皮60g　制香附100g　玫瑰花60g　绿萼梅60g　合欢花60g　炒枣仁60g　柏子仁100g　砂仁30g　炒白芍120g　炒白术120g　广地龙60g　佛手60g　玄参100g　连翘60g　莲子100g　百合100g　桔梗60g　延胡索60g　当归100g　龟甲胶250g　阿胶250g　冰糖500g　黄酒250g

【制膏方法】上药除龟甲胶、阿胶、冰糖、黄酒外，其余药物加水煎煮3次，滤汁去渣，合并过滤，加热浓缩为清膏。

再将龟甲胶、阿胶隔水炖烊，冰糖溶化后，和黄酒一起冲入清膏和匀，收膏即成。

【随症加减】若气郁质兼气虚质，加补气药，如人参、黄芪、山药等。

若气郁质兼阴虚质，加滋阴药，如生地黄、枸杞子、麦冬等。

若气郁质兼血瘀质，加活血化瘀药，如桃仁、红花、川芎、当归等。

【服用方法】每次10~20g，每日2次，早餐前和晚餐后2小时，用温开水冲服。1个月为1个疗程，或服用至症状消失。

【注意事项】感冒、发热、腹泻等急性病忌服；忌辛辣刺激、油腻、生冷等不易消化的食物；孕妇忌服。

（1）情志调摄：宜乐观开朗，多与他人相处，不苛求自己也不苛求他人。如心境抑郁不能排解时，要积极寻找原因，及时向朋友倾诉。

（2）饮食调养：宜选用具有理气解郁作用的食物，如黄花菜、菊花、玫瑰花、茉莉花、大麦、金橘等。

（3）起居调摄：尽量增加户外活动和社交，防止一人独处时心生凄凉。居室保持安静，宜宽敞、明亮。平日保持有规律的睡眠，睡前避免饮用茶、咖啡和可乐等饮料。

（4）运动保健：宜多参加群体性体育运动项目，坚持做较大强度、较大负荷的“发泄式”锻炼，如跑步、登山、游泳。

特禀质

1. 特禀质的特征

【总体特征】先天失常，以生理缺陷、过敏反应等为主要特征。

【形体特征】过敏体质一般无特殊形体；先天禀赋异常者或有畸形，或有生理缺陷。

【常见表现】过敏体质者常见哮喘、风疹块、咽痒、鼻塞、喷嚏等；患遗传性疾病者有垂直遗传、先天性、家族性特征；患遗传性疾病者具有母体影响胎儿个体生长发育及相关疾病特征。

【心理特征】随禀质不同情况各异。

【发病倾向】过敏体质易患哮喘、荨麻疹、花粉症及药物过敏等；遗传性疾病如血友病、先天愚型等；遗传性疾病如五迟（立迟、行迟、发迟、齿迟和语迟）、五软（头软、项软、手足软、肌肉软、口软）、解颅、胎惊、胎痫等。

【对外界环境适应能力】适应能力差，如过敏体质者对易致过敏季节适应能力差，易引发宿疾。

2. 选用膏方

【主要表现】易患风疹、荨麻疹、过敏性皮炎的过敏性体质者。

【治疗法则】祛风养血。

【膏方选介】生地黄100g　当归100g　紫草120g　茜草120g　荆芥60g　防风60g　蝉衣30g　苦参60g　白芷100g　苍耳子100g　知母100g　通草20g　泽泻100g　地肤子100g　白鲜皮100g　旱莲草150g　生薏苡仁300g　生甘草30g　龟板胶250g　阿胶250g　冰糖500g　黄酒250g

【制膏方法】上药除龟板胶、阿胶、冰糖、黄酒外，其余药物加水煎煮3次，滤汁去渣，合并过滤，加热浓缩为清膏；再将龟板胶、阿胶隔水炖烊，冰糖溶化后，和黄酒一起冲入清膏和匀，收膏即成。

【服用方法】每次10~20g，每日2次，早餐前和晚餐后2小时，用温开水冲服。1个月为1疗程，或服用至症状消失。

（1）情志调摄：过敏体质的人因对过敏原敏感，容易产生紧张、焦虑等情绪，因此要在尽量避免过敏原的同时，还应避免紧张情绪。

（2）饮食调养：饮食宜均衡、粗细粮食搭配适当、荤素配伍合理，宜多食益气固表的食物，尽量少食辛辣、腥发食物，不食含致敏物质的食品，如蚕豆、白扁豆、羊肉、鹅肉、鲤鱼、虾、蟹等。

（3）起居调摄：起居要有规律，保持充足的睡眠时间。居室宜通风良好。生活环境中接触的物品如枕头、棉被、床垫、地毯、窗帘、衣橱易附有尘螨，可引起过敏，应经常清洗、日晒。

（4）运动保健：宜进行慢跑、散步等户外活动，也可选择下棋、瑜珈等室内活动。不宜选择大运动量的活动，避免春天或季节交替时长时间在野外锻炼。

第二节　长期疲劳

长期疲劳是一种自我感觉，也是亚健康的主要标志和典型的表现，主要表现为持续三个月以上反复出现的因持久或过度劳累后造成的身体不适状态和工作效率显著降低。长期疲劳分为两类，躯体疲劳和心理疲劳。躯体疲劳的主要表现为疲劳、耐力下降、困倦、活动后疲劳。心理疲劳的主要表现：记忆力减退、注意力难集中、精神不振、多梦、用脑后疲劳、烦躁、健忘、易激动。中医学对长期疲劳很早就有相关的描述，使用膏方治疗长期疲劳疗效显著。

阳虚证

【主要表现】精神不振、怕冷、容易疲劳、呼吸比正常人短促、四肢冷、喜热饮、怕风、记忆力或注意力下降、难以耐受寒凉饮食、心悸以及失眠等。

【治疗法则】温阳健脾，理气活血。

【膏方选介】人参120g（另煎取汁）熟附子60g　黄芪120g　菟丝子120g　仙茅90g　巴戟天90g　仙灵脾90g　山萸肉120g　怀牛膝90g　当归90g　生地黄90g　熟地黄90g　肉苁蓉90g　葛根120g　红景天120g　刺五加120g　丹参90g　当归150g　绞股蓝90g　五味子120g　枸杞子90g　麦冬120g　白术90g　茯苓120g　砂仁60g　陈皮90g　炙甘草90g　鹿角胶240g　冰糖500g　黄酒500g

【制膏方法】上药除人参、鹿角胶、冰糖、黄酒外，其余药物加水煎煮3次，滤汁去渣，合并过滤，加热浓缩为清膏。

再将鹿角胶隔水炖烊，冰糖溶化后，和黄酒、冰糖、人参汁一起冲入清膏和匀，收膏即成。

【服用方法】每次10~20g，每日2次，早餐前和晚餐后2小时，用温开水冲服。1个月为1疗程，或服用至症状消失。

气虚证

【主要表现】乏力，呼吸比正常人短促，精神困倦，萎靡不振，无诱因自然汗出，脉虚，舌淡。

【治疗法则】益气健脾，气血双调。

【膏方选介】人参90g（另煎取汁）红景天150g　黄芪150g　茯苓150g　西洋参90g（另煎取汁）苍术90g　白术90g　熟地黄150g　淫羊藿120g　女贞子120g　川芎90g　党参150g　白芍120g　当归150g　砂仁60g　山药120g　炙甘草90g　桔梗90g　大枣90g　薏苡仁150g　白扁豆120g　柴胡90g　香附90g　合欢皮90g　炙远志60g　夜交藤120g　酸枣仁120g　郁金120g　八月札120g　浮小麦120g　阿胶90g　鹿角胶90g　黄酒500g　白冰糖500g

【制膏方法】上药除人参、西洋参、阿胶、鹿角胶、白冰糖其余药物加水煎煮3次，滤汁去渣，合并过滤，加热浓缩为清膏；再将阿胶、鹿角胶隔水炖烊，冰糖溶化后，和人参汁、西洋参汁、黄酒一起冲入清膏和匀，收膏即成。

【服用方法】每次10~20g，每日2次，早餐前和晚餐后2小时，用温开水冲服。1个月为1疗程，或服用至症状消失。

阴虚证

【主要表现】倦怠乏力，腰背酸痛，入睡后出汗，醒后出汗就停止，眼干，手脚心热，便秘，腰膝酸软，口渴咽干，失眠多梦。无舌苔，舌质红。

【治疗法则】益气养阴，调畅气血。

【膏方选介】人参90g（另煎取汁）黄精150g　女贞子120g　黄芪150g　西洋参90g（另煎取汁）苍术90g　白术90g　熟地黄150g　山萸肉120g　枸杞子150g　川芎90g　党参150g　白芍120g　当归150g　砂仁60g　山药120g　炙甘草90g　五味子150g　大枣90g　薏苡仁150g　骨碎补90g　柴胡90g　香附90g　玉竹90g　炙远志60g　绞股蓝120g　酸枣仁120g　郁金120g　刺五加150g　黄芩120g　阿胶90g　龟板胶90g　白冰糖500g

【制膏方法】上药除人参、西洋参、阿胶、龟板胶、白冰糖外其余药物加水煎煮3次，滤汁去渣，合并过滤，加热浓缩为清膏。

再将阿胶、龟板胶隔水炖烊，冰糖溶化后，和人参汁、西洋参汁、黄酒一起冲入清膏和匀，收膏即成。

【服用方法】每次10~20g，每日2次，早餐前和晚餐后2小时，用温开水冲服。1个月为1疗程，或服用至症状消失。

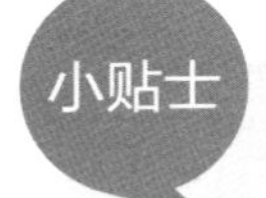

（1）建立健康的生活方式，起居有常，劳逸适度。

（2）正确面对工作、学习及生活中的竞争和压力，避免体力、脑力和心理上的过劳。

（3）积极锻炼，增强体质，预防各种病毒感染，减少慢性病感染对免疫系统功能的影响。

第三节　畏寒怕冷

畏寒怕冷是指人体在没有细菌感染、病毒性感染等情况下，比正常人畏惧寒冷，手足发凉，衣着比正常人多，冬季更加严重，尤其多见于老年人及妇女。畏寒怕冷可能有贫血、低血压病、甲状腺功能减退、内分泌失调而导致，但大多数畏寒怕冷、四肢发凉的人属于亚健康状态，合理营养，增加进食温热类食物，可明显增强机体的御寒能力。中医学对畏寒怕冷很早就有描述，使用膏方治疗畏寒怕冷疗效显著。

【主要表现】腰酸膝软，怕冷、四肢冷，性欲减退，精神萎靡，夜尿频多，下肢浮肿，动则气急，头发脱落，牙齿不紧，舌质淡，苔白。

【治疗法则】温阳补肾。

【膏方选介】红参90g（另煎取汁）巴戟天120g　淫羊藿120g　肉苁蓉100g　杜仲100g　党参200g　白术60g　桑寄生100g　川牛膝50g　黄芪100g　当归100g　制首乌100g　陈皮60g　菟丝子100g　丹参90g　木香60g　茯苓100g　熟地黄120g　威灵仙60g　肉桂30g　鹿角胶100g　白冰糖500g

【制膏方法】上药除鹿角胶、红参、白冰糖外，其余药物加水煎煮3次，滤汁去渣，合并过滤，加热浓缩为清膏。

再将鹿角胶隔水炖烊，冰糖溶化后和红参汁冲入清膏和匀，收膏即成。

【服用方法】每次10~20g，每日2次，早餐前和晚餐后2小时，用温开水冲服。1个月为1疗程，或服用至症状消失。

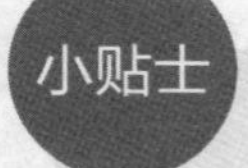

（1）在饮食上不要食用生冷食物，适合吃性质温热的肉类，像牛羊肉、鹿肉，桂圆等。

（2）每天适当运动增强体质。

第四节　抑郁情绪

当人们遇到精神压力、生活挫折、痛苦境遇、生老病死、天灾人祸等情况时会产生抑郁情绪。抑郁情绪是一种心理亚健康状态，如果不及时纠正，会导致抑郁症这一精神疾病及其他心身疾病。对于抑郁情绪应与抑郁症相鉴别，以避免造成不可挽回的后果。亚健康状态的抑郁情绪应是对某一不愉快事情的反应，如果病人无缘无故的忧郁，则有可能是抑郁症。抑郁症病人是全面的情绪低落，对工作、家庭、子女、生活、学习、嗜好、性生活均不感兴趣，严重者常导致消极观念和行为，甚至会自杀。亚健康状态的抑郁情绪往往能时过境迁而消失，而抑郁症持续时间较长，其症状常晨重夕轻，常伴有思维和行为迟钝、睡眠早醒、食欲缺乏、体重下降、闭经等症状。抑郁症应在医生指导下认真地进行药物治疗。对于亚健康状态的抑郁情绪，中医学很早就有了相关的论述，除进行心理调节外，采用膏方治疗，有事半功倍的效果。

【主要表现】情绪低落、兴趣下降，反应迟缓，入睡困难，早醒，多梦，紧张不安，急躁易怒，食少纳呆，胸闷，疲乏无力，多汗，疼痛，舌苔白或腻。

【治疗法则】调畅气机，疏肝解郁。

【膏方选介】柴胡150g　知母150g　熟地黄150g　酸枣仁200g　淫羊藿150g　石菖蒲150g　郁金150g　当归150g　巴戟天120g　天麻150g　肉豆蔻90g　木香120g　大枣150g　槟榔90g　合欢花120g　蒺藜120g　白芍150g　片姜黄120g　百合150g　厚朴150g　紫苏叶90g　法半夏90g　葛根120g　黄连60g　佛手120g　远志90g　柏子仁150g　枸杞子150g　阿胶250g　冰糖500g

【制膏方法】上药除阿胶，冰糖外，其余药物加水煎煮3次，滤汁去渣，合并过滤，加热浓缩为清膏。

再将阿胶隔水炖烊，冰糖熔化后一起冲入清膏和匀，收膏即成。

【服用方法】每次10~20g，每日2次，早餐前和晚餐后2小时，用温开水冲服。1个月为1疗程，或服用至症状消失。

（1）多吃海鲜、坚果、蘑菇等食物。

（2）尽可能的少想事情，多做事情。

（3）多晒太阳。

（4）保持每天半小时以上的慢跑。

（5）保证充足的睡眠。

第五节　睡眠障碍

睡眠是维持人体健康的一个重要的生理过程，健康的睡眠可以消除人体疲劳，恢复体力，发展大脑功能，增强免疫等积极正面作用，只有基于良好的睡眠基础才能更好的保护生活质量，完成各种社会活动。长期失眠对于正常生活和工作会产生严重负面影响，诱发更严重的躯体和心理疾病。在进入21世纪社会飞速发展的今天，我们的生活和工作节奏明显加快，不仅工作竞争激烈，人与人之间的关系紧张，还有家庭不稳定因素增多，人们的精神常处于高度紧张状态，现今失眠已然成为一种常见的疾病。2002年全球10个国家失眠流行病学问卷调查显示，45. 4%的中国人在过去1个月中经历过不同程度的失眠，其中25%达到失眠症的诊断标准。一两个月较长时间的睡眠障碍，便属于亚健康状态，如不能及时调整至正常睡眠，可引起较为顽固的慢性失眠症，便可由亚健康状态转变为较为难治愈的病理性心身疾病，影响工作和学习。

治疗亚健康状态的睡眠障碍需采取综合措施，如心理疏导、体育疗法、足疗疗法、音乐疗法等方法。膏方对亚健康状态的睡眠障碍有良好的疗效，应忌浓茶、浓咖啡，忌吸烟，忌饮白酒，晚餐勿过饥过饱。

寒热痞结、胃气不和证

【主要表现】失眠，精神不佳，自觉没有力气，胃脘胀，觉得食物无法消化，口干口苦，嗳气反酸，胃口差，便烂，不成形，舌质淡，苔薄或薄白。

【治疗法则】益气和胃，养心安神。

【膏方选介】党参200g　半夏150g　黄芩100g　黄连50g　干姜20g　炙甘草

100g　大枣150g　合欢皮150g　夜交藤300g　浮小麦200g　阿胶120g　蜂蜜250g

【制膏方法】上药除阿胶，蜂蜜外，其余药物加水煎煮3次，滤汁去渣，合并过滤，加热浓缩为清膏；再将阿胶隔水炖烊，蜂蜜一起冲入清膏和匀，收膏即成。

【服用方法】每次10~20g，每日2次，早餐前和晚餐后2小时，用温开水冲服。1个月为1疗程，或服用至症状消失。

肝阳上亢证

【主要表现】情绪很差，压抑不能尽情发泄，夜难入眠，或多梦易醒，早醒，白天头晕头胀或头痛，颈项板硬，烦躁易怒，两胁胀痛，耳鸣，口干口苦，舌质绛红、苔薄黄。

【治疗法则】疏肝安神，清热化瘀。

【膏方选介】柴胡140g　煅龙骨300g　乌贼骨300g　天麻140g　钩藤200g　郁金200g　石菖蒲140g　葛根300g　焦山栀200g　芦根300g　黄芩140g　赤芍200g　白芍200g　丹参300g　合欢皮300g　蝉衣80g　僵蚕100g　怀山药300g　茯神300g　当归200g　生晒参100g（另煎取汁）熟地200g　墨旱莲300g　制首乌200g　龟板胶200g　黄酒500g　冰糖100g

【制膏方法】上药除生晒参，龟板胶，冰糖，黄酒，其余药物加水煎煮3次，滤汁去渣，合并过滤，加热浓缩为清膏；再将龟板胶隔水炖烊，冰糖熔化后与生晒参汁，黄酒一起冲入清膏和匀，收膏即成。

【服用方法】每次10~20g，每日2次，早餐前和晚餐后2小时，用温开水冲服。1个月为1疗程，或服用至症状消失。

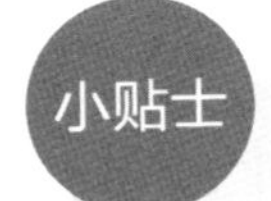

（1）保持有规律的作息时间。

（2）每天半小时运动如慢跑可以促进睡眠。

（3）改变不良认知：①不要对睡眠时间和质量期盼过高；②不要刻意去睡：转移注意力；③不要扩大失眠的后果："怕失眠"，糟糕至极；④不要补觉：将睡眠时间缩短到和失眠前一样。

第六节 耳鸣

耳朵是接受外界信息、精确地辨别音讯的器官。耳鸣分为主观性耳鸣（只有自我感觉到）和客观性耳鸣（能被他人轻微听到）两大类；根据耳鸣的音调又可分为高频率耳鸣（如同蝉鸣或铃声）和低频率耳鸣（如同吹气声或嗡嗡声）两种。以主观性耳鸣最为多见，老年人最为常见。耳鸣（尤其是客观性耳鸣）可见于血管畸形，如动静脉瘘、主动脉瘤、耳部周围肌肉阵发性痉挛、耳咽管异常开放及一些老年性全身疾病。耳鸣也可见于生活无规律、长期精神紧张及早衰的人。一般认为，主观性耳鸣是听觉神经系统异常活动或传导性耳聋。据有关资料，耳鸣发病率较高，成年人中20%的人有不同程度的耳鸣，其中4%有严重耳鸣。且发病率随年龄增长而增高，74%~80%的发病年龄在40岁以上。这些人群中，部分在五官科、内科等的理化检测中均查不出器质性病变，其实这是一种亚健康状态。中医学认为亚健康状态引起的耳鸣、听力减退大多数因肾阴虚或气血不足等原因所引起，膏方可以滋阴补肾，益气养血等方式进行调补，可收到聪耳的作用。

【主要表现】自觉耳鸣音调可呈蝉鸣、哨音、汽笛声、隆隆声、风声、拍击声、卡嗒声等，可反复发作或持续发作，可受声音环境及精神因素影响，时轻时重，甚至可影响工作、睡眠，可伴有眩晕、耳堵闷感及重听诸症。

【治疗法则】益肾活血通窍。

【膏方选介】熟地黄200g 山萸肉200g 灵磁石150g 桔梗120g 丹参120g 石菖蒲150g 五味子150g 山药150g 郁金120g 葛根150g 赤芍120g 升麻60g 茯苓150g 泽泻90g 丹皮90g 柴胡90g 黄芪150g 当归120g 蝉蜕90g 路路通120g 川芎120g 香附90g 地龙90g 黄精120g 桃仁90g 刺五加150g 黄酒500g 鹿角胶125g 阿胶125g

【制膏方法】上药除黄酒、鹿角胶、阿胶外，其余药物加水煎煮3次，滤汁去渣，合并过滤，加热浓缩为清膏。

再将鹿角胶、阿胶加黄酒浸泡后隔水炖烊，和饴糖一起冲入清膏和匀，收膏即成。

【随症加减】腰背酸痛加骨碎补120g，眼红，口干思饮加防风120g、菊花120g，舌苔黄腻，有口气加龙胆草60g、石决明120g，舌苔黄腻，时有咳痰加黄芩120g、浙贝150g。

【服用方法】每次10~20g，每日2次，早餐前和晚餐后2小时，用温开水冲服。1个月为1个疗程，或服用至症状消失。

（1）要注意心理状态的调节，多通过与朋友聚会等方式来释放工作上的压力。

（2）在饮食方面，尽量少喝咖啡和酒，避免中枢兴奋造成耳鸣隐患，少吃油腻和甜食。

（3）尽量保证生活规律，不加班熬夜。

第七节　性欲减退

性欲减退是个体持续或反复地对性幻想和性活动不感兴趣，出现与其自身年龄不相符的性欲望和性兴趣淡漠，进而表现性行为表达水平降低和性活动能力减弱，甚至完全缺乏。性欲减退除少数是器质疾病（冠心病、妇科肿瘤等）、炎症、生活方式等因素引起的之外，大多数属亚健康状态。

预防和治疗性欲减退症，应重视精神治疗，安排好生活规律，做到劳逸结合，消除精神抑郁的客观因素；夫妻感情融洽，相互体贴很重要；一方欲望减退时，对方若能主动加强性的刺激和爱抚，有明显疗效。一般无特殊原因，夫妻勿长期分居禁欲。对于因生殖器疾病、内分泌功能紊乱、神经疾病造成的性欲减退应积极治疗原发疾病，一般在治疗后可恢复性欲。中医学认为，性欲减退多为肝肾阴虚或肾阳不足引起，也有肝郁气滞等因素导致。膏方对性欲减退这一亚健康状态有较为满意的疗效。

男性

【主要表现】性欲低下，体寒肢冷，腰膝酸软，夜尿频多，面色缺少光泽，精神萎靡，神疲乏力，手足发凉，背部怕凉，或见阳痿，睾丸萎缩；舌脉：舌淡，苔薄白，边有齿痕，脉沉细尺弱。

【治疗法则】温阳补肾。

【膏方选介】生晒参120g（另煎取汁）淫羊藿150g 菟丝子150g 制首乌150g 熟地200g 枸杞子150g 鹿茸90g 黄芪150g 柴胡120g 红花90g 五味子150g 当归120g 茯苓150g 白芍120g 桃仁120g 丹参120g 巴戟天150g 肉苁蓉150g 女贞子150g 蛇床子60g 益智仁90g 锁阳120g 麦冬120g 续断120g 刺五加240g 鹿角胶250g 白冰糖500g

【制膏方法】上药除鹿角胶、白冰糖外，其余药物加水煎煮3次，滤汁去渣，合并过滤，加热浓缩为清膏。

再将鹿角胶隔水炖烊，白冰糖溶化后加上生晒参汁一起冲入清膏和匀，收膏即成。

【服用方法】每次10~20g，每日2次，早餐前和晚餐后2小时，用温开水冲服。1个月为1疗程，或服用至症状消失。

【注意事项】本膏仅限于阳虚表现类型亚健康人群服用。

女性

【临床表现】无性欲或房事淡漠、厌房事、无快感、阴中干涩，腰酸腿软或头晕耳鸣、时有潮热、夜尿多、失眠健忘、多思善虑等，精神郁闷不舒或心烦不宁，胸胁、乳房胀痛等，舌质淡或红、苔薄白，脉沉细或弦。

【治疗法则】补肾疏肝，益气养血。

【膏方选介】海马90g 紫石英150g 淫羊藿150g 巴戟天150g 川牛膝120g 紫河车150g 枸杞120g 银杏叶90g 人参须150g 白芍120g 熟地黄200g 玫瑰花150g 白蒺藜120g 香附120g 刺五加150g 丹参90g 当归150g 炙远志90g 丹参120g 麦冬120g 山萸肉120g 大枣120g 山药150g 生麦芽180g 炒麦芽180g 郁金150g 鹿角胶150g 阿胶150g 黄酒500g 白冰糖500g

【制膏方法】上药除鹿角胶、阿胶、黄酒、白冰糖外，其余药物加水煎煮3次，滤汁去渣，合并过滤，加热浓缩为清膏。

再将鹿角胶、阿胶隔水炖烊，白冰糖溶化与黄酒一起冲入清膏和匀，收膏即成。

【服用方法】每次10~20g，每日2次，早餐前和晚餐后2小时，用温开水冲服。1个月为1疗程，或服用至症状消失。

（1）充足、齐全的营养，特别是多吃含优质蛋白、多种维生素和锌的食物，可维护性功能的正常水平。

（2）保持良好的情绪，维系好夫妻之间的关系，同时对性生活有比较客观认识和理解。

（3）禁止吸烟、酗酒。

第八节　便溏

便溏是指大便偏于稀溏、不成形，不能成条状，往往夹有不消化食物，大便次数增多，每天2次以上，但大便常规检查、肠镜等理化检查无明显异常，这种表现属于亚健康状态，与营养过剩，过食油腻、生冷及难以消化的食物，造成吸收功能障碍有关。便溏也可出现在急性肠炎、慢性肠炎、溃疡性结肠炎等炎性肠道疾病中，应另当别论，采取对症药物治疗或其他治疗。

对于便溏这类亚健康状态，中医学认为属于脾气虚弱，运化功能失职所导致，除注意饮食禁忌外，采用膏方治疗有较为满意的效果。

【临床表现】长期出现糊状或水样便，或每日排便次数增多，在2次以上，粪便偏软溏。实验室检查未发现生化异常，经肠镜检查排除肠道器质性病变。

【治疗法则】益气健脾。

【膏方选介】苍术200g　白术200g　白参50g　山药500g　厚朴100g　青皮150g　陈皮150g　茯苓200g　黄精200g　薏苡仁300g　木香150g　干姜150g　莲子200g　芡实200g　扁豆衣150g　大枣250g　砂仁150g　藿香90g　车前子150g　石榴皮150g　肉桂60g　黄连90g　乌梅150g　五味子120g　延胡索

120g　炙甘草50g　鹿角胶240g

【制膏方法】上药除鹿角胶外，其余药物加水煎煮3次，滤汁去渣，合并过滤，加热浓缩为清膏。

再将鹿角胶隔水炖烊一起冲入清膏和匀，收膏即成。

【随症加减】胸胁胀满，嗳气，且每遇愤怒、情志不遂而腹泻者，加柴胡150g，枳壳120g，防风120g。

清晨或早起时腹泻明显加补骨脂150g，肉豆蔻120g，吴茱萸90g。

【服用方法】每次10~20g，每日2次，早餐前和晚餐后2小时，用温开水冲服。1个月为1疗程，或服用至症状消失。

小贴士

（1）戒烟戒酒；少吃酸、冷、生、硬、油腻及产气多的食物。

（2）吃饭宜定时定量、少食多餐。每一顿都不宜吃得过饱，尤其是下午和晚上。

（3）注意生活规律，保证充足睡眠。

（4）多做室外运动，强健的体质才是健康的基础。

本章参考文献

1. 庞国明. 膏方临床应用指南［M］. 北京：中国医药科技出版社，2012.

2. 李俭，谢英彪. 中医膏滋方临床应用荟萃［M］. 北京：人民军医出版社，2010.

3. 史恒军，王珂. 中医膏方的发展及应用［C］南京：2009中国首届中医膏方高峰论坛暨第四届金陵名医高层论坛，2009：142–144.

4. 谢东平，林颖，苏巧珍，等. 杨志敏教授用膏方调治亚健康疲劳状态经验介绍［J］. 新中医，2008，40（5）：8–9.

5. 周雯. 膏方调治气虚型亚健康疲劳状态的临床研究［D］. 广州：广州中医药大学，2009.

6. 田爱平，张洪利，彭会娟，等. 穴位贴敷联合膏方防治反复感冒的疗效观察［J］. 北方药学：2015，12（6）：44–45.

7. 金劲松，聂晨. 冬令补肾膏方干预临床亚健康状态肾阳虚［C］. 青海：中华中医药学会名医学术思想研究分会年会论文集，2013：137–140.

8. 伊丽娥，侯玉涛，温洋洋，等. 抗抑郁单味中药的研究进展［J］. 中西医结合研究，2015，7（2）：102–105.

9. 金燕. 基于“从脾胃论治失眠”探讨加味半夏泻心汤膏方治疗失眠症的临床研究［D］. 广州中医药大学，2012.

10. 单文. 平肝补肾膏方及推拿温灸法治疗肝亢肾虚型失眠症的临床研究［C］. 上海：睡眠疾病临床与相关基础研究学术交流暨继续教育培训班论文集，2014：26–28.

11. 王苹. 自拟益气补肾活血通窍汤治疗神经性耳鸣22例疗效观察［J］. 临床合理用药，2013，8（6）：44.

12. 魏妍慧，邹广华，龚建齐. 益气补肾活血开窍汤治疗神经性耳鸣43例［J］. 陕西中医，2014，35（7）：862–863.

13. 王蓉，黄萍，赵成元，等. 女性性欲减退和性厌恶的诊断及治疗［J］. 实用妇产科杂志，2005，1（21）：5–7.

14. 徐建峰. 48例中青年男性性欲低下病人的病医学及中医证候学研究［D］. 北京中医药大学，2015.

15. 王会. 自拟温肾健脾方治疗脾肾阳虚型女性性欲低下的临床研究［D］. 山东中医药大学，2010.

16. 崔萌. 妇宝煎剂治疗肾虚肝郁型女性性欲低下的临床研究［D］. 山东中医药大学，2008.

17. 张雷. 参苓白术散治疗慢性功能性腹泻的疗效观察［J］. 航空航天医学杂志，2015，26（6）：758–759.

18. 徐志鹏. 参苓白术散治疗慢性功能性腹泻66例观察［J］. 实用中医药杂志，2012，28（12）：998–999.

（编者：黄文强）